JN046501

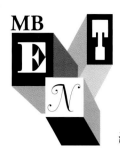

編集企画にあたって……

　高齢化社会を背景に，耳鼻咽喉科頭頸部外科の診療も変貌している．鼻診療も同様で，例えば鼻漏を例にとると青洟（あおばな）を垂らした子どもは激減し，水っぱなで困る高齢者は増加している．

　高齢者は豊富な人生経験を背景としているからか訴えが多彩かつ非典型的で，時には一方的である．また成人を対象としたエビデンスに基づいた標準的な治療を行ってもその満足度は低い．その一方で健康寿命は延伸し，また低侵襲な術式の開発や普及によって手術適応の年齢上限は拡大している．抗がん剤などの薬物療法も同様である．

　高齢者疾患の背景には老化がある．老化には多くの高齢者に共通してみられる生理的老化と，老化が異常に加速された病的老化がある．耳鼻咽喉科頭頸部外科の機能では聴覚（難聴）が代表であろう．鼻領域の機能，例えば呼吸器官としての加温加湿機能，感覚器官としての嗅覚機能なども老化する．生理的老化は加齢とともに現れることが必然であり，原則として回復することはない．病的老化については早期であれば回復する可能性もあり，また進行の予防が大切であろう．「お年ですから治りません」と説明するには，生理的老化や症候の生物学的年齢を十分に理解する必要がある．生理的老化と病的老化の鑑別が高齢者医療における醍醐味，換言すれば名医の条件と言えるかもしれない．

　特集「高齢者の鼻疾患」では，総論として「高齢者の特性（老年症候群）」，「高齢者の鼻腔機能」，「高齢者の鼻漏・後鼻漏」について，各論として「高齢者の嗅覚障害と認知機能」，「高齢者のアレルギー性鼻炎」，「高齢者の副鼻腔真菌症」，「高齢者の好酸球性副鼻腔炎」，「高齢者の鼻副鼻腔外傷」，「高齢者の鼻副鼻腔腫瘍」，「高齢者の鼻出血」を取り上げた．いずれも明日からの鼻科診療に役立つ内容である．ご執筆いただいた先生方に，深甚の謝意をここに申し上げる．

2021 年 5 月

岡野光博

KEY WORDS INDEX

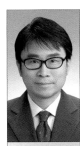

浦野　友彦
（うらの　ともひこ）

1994年	千葉大学卒業
2000年	東京大学大学院医学系研究科加齢医学講座修了
2002年	同大学医学部附属病院老年病科，助手
2006年	同大学22世紀医療センター抗加齢医学講座，特任助教
2011年	同，特任講師
2014年	同大学医学部附属病院老年病科，講師（入院診療担当副科長）
2017年	国際医療福祉大学医学部老年病科，主任教授広島大学医学部，客員教授（兼任）

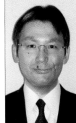

金井　健吾
（かない　けんご）

2006年	弘前大学卒業
2009年	岡山大学耳鼻咽喉科・頭頸部外科入局
2010年	香川県立中央病院耳鼻咽喉科・頭頸部外科
2020年	岡山大学大学院医歯薬学総合研究科博士課程修了
2021年	国際医療福祉大学成田病院耳鼻咽喉科・頭頸部外科，助教

濱田　聡子
（はまだ　さとこ）

2000年	大阪医科大学卒業関西医科大学耳鼻咽喉科入局
2002年	市立柏原病院耳鼻咽喉科
2003年	関西医科大学附属男山病院耳鼻咽喉科，助手
2009年	同大学大学院博士課程修得医療法人美杉会男山病院耳鼻咽喉科，医長
2011年	星ヶ丘厚生年金病院耳鼻咽喉科，医長
2013年	関西医科大学香里病院耳鼻咽喉科，医長
2015年	同，部長／講師
2020年	同，病院准教授

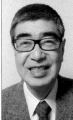

大木　幹文
（おおき　もとふみ）

1979年	東京医科歯科大学卒業同大学耳鼻咽喉科学講座入局
1988〜89年	カナダ，トロント大学耳鼻咽喉科研究生として留学
1991年	東邦大学医療センター大橋病院，講師（耳鼻咽喉科学第2講座）
2007年	同，准教授（耳鼻咽喉科学第2講座）
2014〜19年	北里大学メディカルセンター，教授（耳鼻咽喉科）
2019年	同センター耳鼻咽喉科，診療部長
2021年	同，常勤顧問

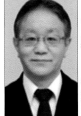

熊埜御堂　浩
（くまのみどう　ひろし）

1992年	杏林大学卒業慶應義塾大学耳鼻咽喉科入局
1998年	同大学耳鼻咽喉科学，助手
2001年	国際医療福祉大学病院耳鼻咽喉科／国際医療福祉大学クリニック言語聴覚センター兼務国際医療福祉大学臨床医学研究センター，講師
2004年	同大学附属熱海病院耳鼻咽喉科
2006年	熊埜御堂耳鼻咽喉科，院長
2018年	国際医療福祉大学大学院医学研究科医学専攻臨床医学研究分野博士課程，社会人大学院生

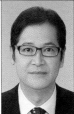

三浦　弘規
（みうら　こうき）

1988年	弘前大学卒業同大学耳鼻咽喉科入局
1995年	同大学大学院修了
1996年	癌研究会病院頭頸科
2005年	国際医療福祉大学三田病院頭頸部腫瘍センター，助教授
2013年	同，教授

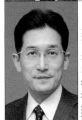

岡野　光博
（おかの　みつひろ）

1989年	香川医科大学卒業
1993年	岡山大学大学院修了鳥取市立病院耳鼻咽喉科
1995〜98年	米国ハーバード大学客員研究員
1998年	岡山大学医学部附属病院，助手
2003年	同大学大学院医歯学総合研究科，講師
2004年	同大学大学院医歯薬学総合研究科，助教授
2007年	同，准教授
2017年	国際医療福祉大学大学院医学研究科耳鼻咽喉科学，教授

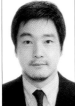

近藤　健二
（こんどう　けんじ）

1994年	東京大学卒業同大学耳鼻咽喉科入局
2001年	同大学大学院医学研究科修了
2004〜05年	米国カリフォルニア大学サンディエゴ校医学部耳鼻咽喉科博士研究員
2008年	東京大学耳鼻咽喉科，講師
2016年	同，准教授

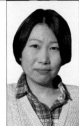

村井　綾
（むらい　あや）

2007年	岡山大学卒業同大学附属病院初期研修医
2009年	同大学大学院医歯薬学総合研究科耳鼻咽喉・頭頸部外科学教室入局
2010年	高知医療センター耳鼻咽喉科
2013年	四国がんセンター頭頸科
2014年	理化学研究所多細胞システム形成センター感覚神経回路形成研究チーム，JRA
2016年	岡山大学病院耳鼻咽喉科
2021年	同，助教

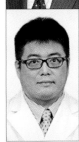

岡村　純
（おかむら　じゅん）

2001年	浜松医科大学卒業同大学耳鼻咽喉科入局
2002年	聖隷浜松病院耳鼻咽喉科
2003年	県立静岡がんセンター頭頸科
2005年	浜松医科大学耳鼻咽喉科
2009年	同，助教
2011年	米国ジョンズホプキンス大学留学
2013年	浜松医科大学耳鼻咽喉科頭頸部外科，助教
2018年	聖隷浜松病院耳鼻咽喉科，部長兼頭頸部・眼窩頸顔面治療センター長

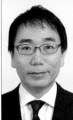

中丸　裕爾
（なかまる　ゆうじ）

1990年	北海道大学卒業
1997年	同大学大学院医学研究科外科系専攻博士課程修了
2002年	北海道大学医学部附属病院，助手
2004〜05年	英国imperial collage national heart and lung institute に留学
2007年	北海道大学病院，講師
2018年	同大学大学院医学研究院，准教授

WRITERS FILE ライターズファイル（50音順）

CONTENTS

高齢者の鼻疾患

編集企画／岡野光博
国際医療福祉大学教授

Monthly Book ENTONI　No. 260/2021. 7　目次

編集主幹／小林俊光　曾根三千彦

【ENTONI® （エントーニ）】
ENTONIとは「ENT」（英語のear, nose and throat：耳鼻咽喉科）にイタリア語の接尾辞 ONE の複数形を表す ONI をつけ，耳鼻咽喉科領域を専門とする人々を示す造語．

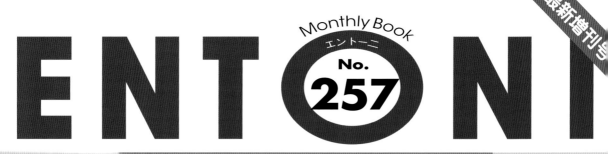

最新増刊号

Monthly Book
エントーニ
No. 257

ENTONI

2021年4月増刊号

みみ・はな・のどの
外来診療update

― 知っておきたい達人のコツ26 ―

■ 編集企画　市村恵一（東京みみ・はな・のどサージクリニック名誉院長）

MB ENTONI No. 257（2021年4月増刊号）

178頁，定価 5,940円（本体 5,400円+税）

日常の外来診療において遭遇する26のテーマを取り上げ，
達人が経験により会得してきたそれぞれのコツを伝授！

☆ CONTENTS ☆

全日本病院出版会　〒113-0033 東京都文京区本郷 3-16-4　Tel:03-5689-5989
www.zenniti.com　Fax:03-5689-8030

MB ENT, 260：1-7, 2021

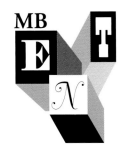

◆特集・高齢者の鼻疾患

高齢者の特性（老年症候群）

浦野友彦*

Abstract 超高齢社会に突入している本邦において，2025 年には後期高齢者人口が約 2,200 万人にまで上昇し，医療機関の多くが後期高齢者で占められることは避けられないため，高齢者医療に関する知識をすべての医師が有する必要がある．老年症候群は「高齢者に特有もしくは高頻度にみられる症候で，包括的な対処を要するもの」と定義される．老年症候群の頻度の高いものとして，認知症，尿失禁，難聴，頻尿，便秘，不眠，うつなどが挙げられる．高齢者の疾患・病態上の特徴としては ① 複数の疾患を有する，② 老年症候群による症候が増加する，③ 認知機能障害など日常生活障害を抱える，④ 症状が非定型的である，⑤ 薬物に対する反応性が異なる（ポリファーマシー），⑥ フレイルに陥りやすい，⑦ 社会的要素の影響が大きい，などが挙げられる．高齢者診療においては患者の生活状況を考慮し，ニーズを汲み取って治療目標を設定し，それに応じて治療の優先順位を決めて段階的に実施することが不可欠である．

Key words 老年症候群(geriatric syndrome)，ポリファーマシー(polypharmacy)，フレイル(frailty)，2025 年問題(2025 problem)，高齢者総合機能評価(comprehensive geriatric assessment：CGA)

はじめに

総務省の推計によれば，本邦の 65 歳以上の高齢者人口は 2020 年において，3,617 万人で，総人口に占める割合(高齢化率)は 28.7％となり，本邦は諸外国に例をみないスピードで超高齢社会に突入している．しかし，超高齢社会の抱える真の問題は 65 歳以上の高齢化率ではなく，75 歳以上の後期高齢者の増加にあると考えられている．個人差はあるが，予防医学や先制医療の進歩により前期高齢者までは多くの人が健康な状態を保つことが可能となっている．その一方で，後期高齢者になると疾患の保有率が上昇し医療機関を必要とする頻度が大きく増加する．「2025 年問題」とは，戦後すぐの第一次ベビーブーム(1947〜1949 年)に出生した，"団塊の世代"が後期高齢者(75 歳)の年齢に達し，医療や介護などの社会保障費の急増

が懸念される問題を指す．前期高齢者の人口は横ばい，さらには減少へ転じる一方で，2025 年には後期高齢者人口が約 2,200 万人に膨れ上がり，国民の 5 人に 1 人が 75 歳以上になる計算となる．したがって，日本では多くの高齢者を数少ない若い現役世代が支えていかなければならず，肉体的，時間的な制約が多くなるばかりか，経済面でも国民に大きな負担を強いられることが想定されている．後期高齢者の半数は疾患を有し，30％は要介護状態にあるという状況は，今後数十年の医学・医療の進歩ではさほど改善しないと見込まれており，医療機関の多くが後期高齢者で占められることは避けられない．すでに全国の入院患者の半数近くは後期高齢者である．地方のみならず都市部の高齢化が今後顕著なことを考えると，地域医療以外の大都市の基幹病院でも，今後は必然的に高齢者医療の波をかぶることになることが想定され

---

* Urano Tomohiko，〒 286-8686 千葉県成田市公津の杜 4-3 国際医療福祉大学医学部老年病学講座，主任教授

表 1. 老年症候群の特徴

1．原因が多岐にわたる．
2．慢性的な経過をたどる．
3．簡単には治療・対処法が見出せない．
4．高齢者の自立を阻害する．

る．このように，我々が今後直面する高齢者医療は，元気に通院する前期高齢者ではなく，多くの疾患と老年症候群，日常生活障害を抱え，しばしば救急搬送される後期高齢者を主な対象としたものになると考えられる．本稿では，このような高齢者医療の中心となる老年症候群について解説する．

老年症候群とは

老年症候群は geriatric syndrome の和訳語で，「高齢者に特有もしくは高頻度にみられる症候で，包括的な対処を要するもの」と定義される．老年症候群は表 1 に示すような特徴を有する．頻度の高いものとして，認知症，尿失禁，難聴，頻尿，便秘，不眠，うつなどが挙げられる（図 1）．頻度の高い症候に加えて，嚥下困難，転倒といった症候は，やや頻度は低くても，自立阻害要因として

大きな問題となっている．このように，老年症候群は非常に多くの病態を含むため，ロコモティブシンドロームやメタボリックシンドロームのような複数の要素から構成されるが一元的な疾患概念とは異なる．症候を 1 つでも有し，そのために高齢者が日常生活に困るようであれば老年症候群に該当するのである．しかし実際には，高齢患者は複数の老年症候群を持つことが多い．年齢と老年症候群の数との関係を調査した結果，年齢とともに症候数は増加し，高齢患者では年齢／10 程度の症候を有していることが明らかにされている[1]．

老年症候群と若年者の症候のアプローチの違いを図示した（図 2）．若年者の症候は非典型的な症状を示して診断に難渋することはあるにせよ，一元的に説明できる疾患が存在するのが普通である．その単一疾患に対しても，たとえば肺炎であれば抗菌薬を投与し，骨折を発症したならば手術を行うことで根本的な治療により治癒をめざす（図 2-a）．一方，老年症候群の場合には，診断の過程で多くの原因疾患が存在し，疾患 D，疾患 E，

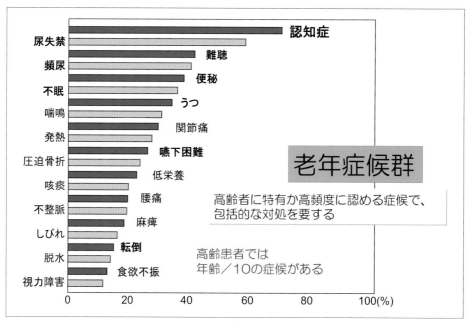

図 1. 老年症候群を構成する症候と頻度
（在宅介護，老健施設，療養病床，大学病院，計 487 名の調査：国立長寿医療研究センター・鳥羽研二）

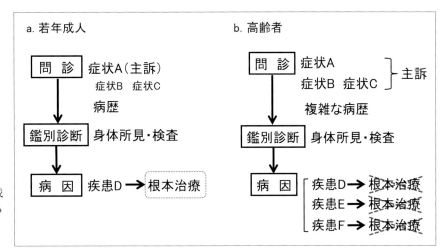

図 2.
若年成人に対する治療戦略と老年症候群に対するアプローチの違い

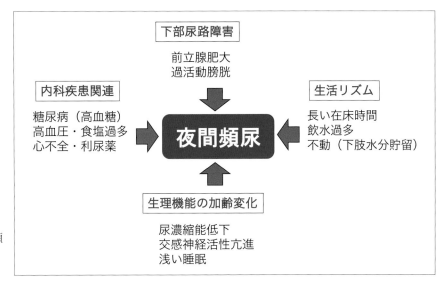

図 3.
高齢者にみられる夜間頻尿の多彩な原因

疾患 F といったようにそれらが明らかにされる（図2-b）．それらが複雑に絡み合った結果として症候が形成されている．しかも原因疾患は，それぞれが組織・臓器の老化を背景としているので，治癒は期待できない．各疾患に効果があるとされる治療をすべて施すと多剤服用になり，その薬物有害作用により新たな老年症候群（薬剤起因性老年症候群）を背負い込むことにもなりかねない．したがって，原因疾患を個別撃破しようとするのではなく，症候そのものに対してリハビリテーションやケアを含めた包括的・多角的アプローチを考えていくことが何より大切である．その場合の治療目標は，少しでも症候が改善して ADL やQOL の改善が得られること，もしくは，症候は改善しなくても日常生活に支障をきたさない程度に

工夫ができること，症候を受容して苦痛が除かれることである．

多角的アプローチの一例として，夜間頻尿を提示する（図3）．患者が訴えるとすぐに泌尿器科の受診を勧められがちだが，前立腺肥大や過活動膀胱という下部尿路の問題だけでなく，尿濃縮能の低下という腎機能の加齢変化や心不全に対する利尿薬投与の影響，筋骨格系障害による疼痛など身体疾患の影響を考慮した対策を講じなければならない．疼痛のために眠りが浅ければ疼痛管理，不眠症であれば睡眠薬の調節，薬剤の影響も含めた生活習慣病の管理などは医師が中心となって行うことである．看護師や介護士が問題に気づいて医師に提案することは多職種連携の第一歩である．さらには，ただでさえ頻尿なのに，健康のためと

表 2．高齢者の疾患・病態上の特徴

1．複数の疾患を有する．
2．老年症候群による症候が増加する．
3．認知機能障害など日常生活障害を抱える．
4．症状が非定型的である．
5．薬物に対する反応性が異なる(ポリファーマシー)．
6．フレイルに陥りやすい．
7．社会的要素の影響が大きい．

言って寝る前の飲水を冬でも欠かさないとか，早すぎる就寝時間や遅すぎる起床時間により下肢に貯留した体液が座位から臥位になることで多尿を招く(心臓に還流した水分を排泄する生理作用)など，生活習慣上の問題は職種を問わず介入可能である．

また，老年症候群の1つである嚥下困難は誤嚥性肺炎の大きな原因であり自立阻害要因として重要である．嚥下困難の原因は「器質的原因」「機能的原因」「心理的原因」の3つに大別される．器質的原因とは嚥下にかかわる口腔内から胃までの気管に食べ物の通過を妨げる構造上の問題があり，うまく嚥下ができなくなるケースである．中でも多いのは，口内炎や喉頭がんによる腫瘍，炎症などである．機能的原因とは器官の構造そのものには問題がなく，それらを動かす筋肉や神経に問題があって嚥下機能が衰えるケースである．運動麻痺や認知機能障害を引き起こす脳血管疾患やパーキンソン病に代表される神経筋疾患が原因の可能性がある．向精神薬や鎮静薬といった，薬剤の影響もその一因となる．さらに，加齢により咀嚼や嚥下に必要な筋力が衰えるのも，機能的原因の1つである．筋力が低下すると飲み込むときに気道を閉じることができなくなり，食べ物が気管に入りやすくなる．心理的原因としては，うつ病などによる食欲不振など，心因性の疾患が嚥下障害を引き起こすケースである．高齢者の嚥下困難，嚥下障害に関しても高齢者においては様々な原因が関与している可能性があり，ADL並びにQOL改善のための介入が望まれている．それ以外にも，難聴，耳鳴，味覚障害など耳鼻咽喉科に関与する老年症候は多くあり，耳鼻咽喉科医が老年医学の幅広い知識を有し，超高齢社会に貢献いただくことが期待されている．

老年症候群と関連する高齢者の病態

後期高齢者に代表される高齢者の疾患・病態上の特徴を表2に提示した．これらはすべて老年症候群と深くかかわる．疾患や症候と関連して日常生活に支障をきたすことも高齢患者の特徴であるが，日常生活機能には様々な側面がある．手段的ADLは独居機能を評価するのに有用であるが，65歳以上，さらに75歳以上になると，自立の割合が低下する．同様に，日常的な介護と直結する基本的ADLの各項目も，65歳以降，加齢に伴い自立の割合が低下する．また，ポリファーマシー対策も重要である．ポリファーマシーは，「poly」+「pharmacy」で「多剤併用」を示す造語が由来となっている．厚生労働省の「高齢者の医薬品適正使用の指針(総論編)」では「多剤服用の中でも害をなすもの」をポリファーマシーと呼び，単に服用する薬剤数が多いことではなく，それに関連して薬物有害事象のリスク増加，服薬過誤，服薬アドヒアランス低下などの問題につながる状態としている．何剤からポリファーマシーとするかについては厳密な定義はないが，小島，秋下らの調査では，6種類以上で副作用全般が[2]，5種類以上で転倒の発生リスクが増加することが確認されている[3]ことから，国内では6剤以上がポリファーマシーの目安とされている．一方で，治療に6種類以上の薬剤が必要な場合もあれば，3種類で問題が起きる場合もあるため，一律の薬剤数のみに着目するのではなく，高齢者の病態・生活・環境など患者背景により適正処方かどうかを判断することが重要となる．特に，睡眠薬・抗不安薬などの向精神薬，各種治療薬に含まれる抗コリン作用薬，降圧薬の一部は様々な老年症候群の原因になるため，注意して使う必要がある．超高齢社会を迎えた本邦において，高齢者の特性を考慮し，ADLやQOLが低下する疾病発症予防のための介入を行う老年医学の観点は重要である．

また，高齢者においては通常の成人と比較し，予備能が低下しているため，疾病を発症した際に

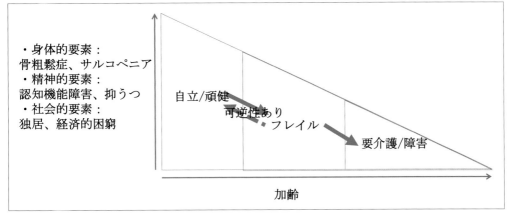

図 4. フレイルの概念

表 3. フレイルの評価方法(J-CHS 基準)

項 目	評価基準
体重減少	6 ヶ月で，2～3 kg 以上の体重減少
倦怠感	(ここ 2 週間)わけもなく疲れたような感じがする
活動量	① 軽い運動・体操をしていますか？ ② 定期的な運動・スポーツをしていますか？ 上記の 2 つのいずれも「していない」と回答
握力	握力：男性＜26 kg，女性＜18 kg
通常歩行速度	通常歩行速度＜1.0 m/秒

3 項目以上に該当：フレイル，1～2 項目に該当：プレフレイル，
該当なし：ロバスト(健常)

(文献 6 より)

回復力が低下している．健常な状態から要介護状態に突然移行することは，脳血管障害や骨折などのイベントでみられる．一方で高齢者，特に 75 歳以上の後期高齢者においては，フレイル(frailty)という中間的な段階を経て，徐々に要介護状態に陥ることが重要視されている[4](図 4)．フレイルは，「加齢とともに心身の活力(運動機能や認知機能など)が低下し，複数の慢性疾患の併存などの影響もあり，生活機能が障害され，心身の脆弱性が出現した状態であるが，一方で適切な介入・支援により，生活機能の維持向上が可能な状態像」と定義されている(厚生労働科学研究費補助金(長寿科学総合研究事業)総括研究報告書 後期高齢者の保健事業のあり方に関する研究 研究代表者 鈴木隆雄)．フレイルに陥った高齢者を早期に発見し，適切な介入をすることにより，健常な状態に回復することで生活機能の維持・向上を図ることが期待される．

フレイルの評価法としては Fried らの報告が知られている[5]．Fried らは the Cardiovascular Health Study(CHS)のデータを用いて，CHS index を提唱した．① 体重減少，② 主観的活力低下，③ 握力の低下，④ 歩行速度の低下，⑤ 活動度の低下の 5 項目のうち 3 項目以上当てはまればフレイルとした．CHS index は国立研究開発法人国立長寿医療研究センターが日本語訳，改訂を行い，本邦では J-CHS 基準と呼ばれフレイルの簡易測定法として幅広く用いられている(表 3)[6]．

CHS index よりさらに簡便な尺度として

Ensrud らは the Study of Osteoporotic Fracture (SOF)のデータを用い，① 体重減少，② 起立能力の低下，③ 活力の低下，の 3 項目のうち 2 項目以上当てはまればフレイルと定義している[7]．CHS index や SOF index は将来の転倒，身体機能障害，骨折ならびに生命予後とも関連することが証明されている．このようにフレイルを念頭においた高齢者，とりわけ後期高齢者の診療を行うことで高齢者の QOL と ADL を保つことが期待される．それ以外に本邦では，基本チェックリスト(厚生労働省が介護予防のために作成した 25 項目の質問票)もフレイルの代表的な評価方法として位置づけられており介護保険の申請の際にも用いられている．

また，フレイルは身体的要素と精神的要素に加えて社会的要素の三要素から構成されている(図4)．社会的要素とは，生活環境や経済状況などを指し，高齢者では独居のため家族による日常的な

表 4. 高齢者に対する医療提供の難しさ

1. エビデンス不足
高齢者，特に要介護高齢者や後期高齢者では，医療行為に関するエビデンスが乏しい.
2. 専門性と多病性
自分の専門領域以外の多疾患を合併し，多様な病像，障害を呈する高齢患者への対処に難渋する.
3. 安全性とコスト
医原性疾患が多く，濃厚な医療提供はふさわしくない場合がしばしばあるが，年齢や障害，経済性を理由にした過少医療も懸念される.
4. 多様な医療現場
急性期病院，療養病床，診療所，老健，老人ホーム，在宅医療(訪問診療)

介護がなされない，年金では生活できない，あるいは施設に入れないといった現象が問題となる．日本の経済状況が悪い中で都市部の高齢化が進むと，これらが顕在化，社会問題化してくる．社会的要素は医療で解決できるものではなく，医療提供体制を含めて地域や多職種の連携が重要な鍵であることは確かである．

高齢者医療のあり方

老年症候群のみならず，様々な要因から高齢者に対する医療提供は難しいものとなっている(表4)．疾患ごとのガイドラインをそのまま高齢者に適用すると，高齢者に断片的で不完全な治療が多数提供されてしまい，患者の転帰は好ましいものにならないことが数多く報告されている．実際に，疾患別ガイドラインでは，認知症患者や要介護高齢者はもちろん，何種類もの合併症がある場合や後期高齢者への対応についてはエビデンスがないため，記載もない．つまり老年症候群への対応と同様，病態だけでなく患者の生活状況を考慮し，ニーズを汲み取って治療目標を設定し，それに応じて治療の優先順位を決めて段階的に実施することが不可欠である．

そもそも高齢者は医療に何を求めているのだろうか？　医療サービスの達成目標12項目に順位をつけてもらうアンケート調査の結果では，高齢者にとって「死亡率の低下」はそれほど重要な要素ではなく，身体機能の回復や家族の負担軽減，さらには病気の効果的治療を最重視していることが明らかとなっている[8]．薬物療法や手術などの処置により病気を効果的に治療することは確かに重要であるが，高齢者においては有効性が期待できる治療は実際には少ないのが実情である．ほか

に有効な治療薬がないからという理由で漫然と処方が継続されているケースをよくみるが，処方側だけの問題ではなく，患者側も同様の理由で処方の継続を希望するということは高齢者医療を行っている医療現場で散見される．効果的な医療がないのであれば，まずそのことを高齢者に対する十分な配慮のうえで説明するべきである．

次に，介護や慢性期のリハビリテーション，生活習慣の改善など，いわゆる医療以外のケアを勧めて身体機能を少しでも回復させ，それによって家族の負担を減らす方策を考えるのも医療提供者の役目であると考える．このような視点で医療提供を行うには，優先順位が高い項目をきちんと評価することが重要になる．ADL，QOL，気分・意欲，認知機能，介護負担感を評価しなければ，高齢患者の要求に応えることはできない．それらを系統的に評価する手法が高齢者総合機能評価(comprehensive geriatric assessment：CGA)であり，高齢者医療に最も特徴的でかつ重要なスキルである．

おわりに

以上，老年症候群を中心に高齢者の特性と診療上の注意点を述べた．このような高齢者医療を行うにあたり，もう1つ重要な側面として，日常的な管理を一括して行う主治医の役割が挙げられる．高齢患者の多病を専門領域ごとに管理していると，相反する治療が提供されていても調整することは困難である．主治医が処方薬を含めて一元管理し，必要に応じて専門医を受診させて意見を聞きながら調整役を担うことが，高齢患者に適切な医療提供を行うために不可欠であると考える．また，調剤薬局は一元化して，そこで重複処方や

併用注意薬のチェックなど処方情報の管理を行ってもらうことが望ましい．そのような取り組みにより無駄な医療費を省き，それが高齢者医療に必要な財源に回れば，持続可能な高齢者医療を提供することができるだろうし，超高齢社会の本邦において明るい道筋をつけることができるのではないかと考える．

文　献

1) 鳥羽研二：施設介護の問題点．日老医誌, **34**：981-986, 1997.
2) Kojima T, Akishita M, Kameyama Y, et al：High risk of adverse drug reactions in elderly patients taking sex or more drugs. Geriatr Gerontol Int, **12**：761-762, 2012.
3) Kojima T, Akishita M, Nakamura T, et al：Polypharmacy as a risk for fall occurrence in geriatric out patients. Geriatr Gerontol Int, **12**：425-430, 2012.
4) 葛谷雅文：フレイルティーとは．臨栄, **119**：755-759, 2011.
5) Fried LP, Ferrucci L, Darer J, et al：Untangling the concepts of disability, frailty, and comorbidity：implications for improved targeting and care. J Gerontol A Biol Sci Med Sci, **59**(3)：255-263, 2004.
6) Satake S, Arai H：The revised Japanese version of the Cardiovascular Health Study criteria(revised J-CHS criteria). Geriatr Gerontol Int, **20**(10)：992-993, 2020.
7) Ensrud KE, Ewing SK, Taylor BC, et al：Comparison of 2 frailty indexes for prediction of falls, disability, fractures, and death in older women. Arch Intern Med, **168**(4)：382-389, 2008.
8) Akishita M, Ishii S, Kojima T, et al：Priorities of health care outcomes for the elderly. J Am Med Dir Assoc, **14**：479-484, 2013.

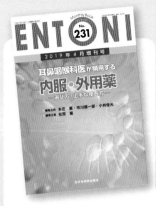
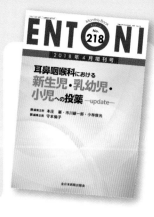

MB ENT, 260：9-14, 2021

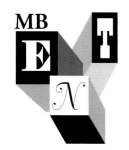

◆特集・高齢者の鼻疾患

高齢者の鼻腔機能

大木幹文*

Abstract 鼻腔は，加温・加湿，生体防御機能など様々な機能が存在する．生体の恒常性を維持するために鼻腔通気性は年齢とともに鼻腔構造や鼻粘膜の状態により変化しており，心肺機能の定常化に重要である．高齢化社会になり，様々な器官の加齢変化に関心が持たれるようになった．鼻腔の通気性の調整は幼小児期ではアデノイドが中心であり，その後，鼻粘膜の容積と鼻腔形態の成長で構成され思春期にはほぼ成人と変わらない．成人以降は年齢を重ねるごとに，個人史や罹患疾患により多くの環境因子の影響を受ける．加齢変化は60歳台から変化が明確になるようである．下鼻甲介を中心とした粘膜の萎縮のため通気性は拡大し加温・加湿機能を低下させる．一方では，鼻中隔は成長を続け，nasal valve を中心とした断面が狭小部位となる．したがって，高齢者の鼻閉などの診断治療においては，外鼻形態と鼻粘膜所見と総合的に評価する必要がある

Key words 鼻腔抵抗(nasal resistance)，音響鼻腔計測法(acoustic rhinometry)，鼻弁(nasal valve)，加齢変化(aging)

はじめに

鼻腔は，加温・加湿，生体防御機能など様々な機能が存在する[1]．生体の恒常性を維持するために鼻腔通気性は年齢とともに鼻腔構造や鼻粘膜の状態により変化しており，これまでにも小児から成人に至る成長と鼻呼吸の関係へは多くの関心が寄せられてきた．設楽[2]は屍体による詳細な検討から幼小児期は主に鼻腔構造によるものとした(図1)．特に，幼小児では鼻呼吸に影響を与える部位にアデノイドがあるとした．成長とともに鼻腔粘膜が通気性における役割が増す．鼻腔構造と鼻粘膜の間によって構成された鼻腔から鼻腔通気性が決定される．小児のデータは年齢とともに低下傾向を示す．鼻腔は心肺機能の定常化に重要であり，体格の成長とともに通気性は変化する．そこで，日本鼻科学会では小児の鼻腔抵抗の参考値を年齢別に表示し，年齢とともに低下していることが確認された[3]．一方，鼻閉の評価のために成人の鼻腔抵抗の参考値は16〜65歳の正常成人を対象とした[4]．この世代では鼻腔抵抗に有意な差は認められなかった．一方，高齢者は，鼻腔生理学的検討は必ずしも多くはない．鼻腔は加齢に伴う生理学的変化ばかりではなく，永年にわたる気道感染や化学物質の刺激により鼻粘膜は変性しており[5]，呼吸機能にどのようなかかわりを持つかを議論するのは難しい．しかしながら，高齢化社会になり，65歳以上の組織学的変化や呼吸生理機能，粘膜分泌能などの理解から気道障害の対策も必要となる[6]．

鼻腔通気性に影響を与える因子

1．加齢による鼻腔形態と通気性

欧米を中心とした鼻科学では外鼻を含めた鼻腔通気性の検討が中心である[7]．加齢変化により容姿は見た目でも変わって萎縮していることがわかる．外鼻において通気性に影響を与える因子としては nasal valve が重要である．これは外側鼻軟

---

* Ohki Motofumi, 〒364-8501 埼玉県北本市荒井6-100 北里大学メディカルセンター耳鼻咽喉科, 常勤顧問

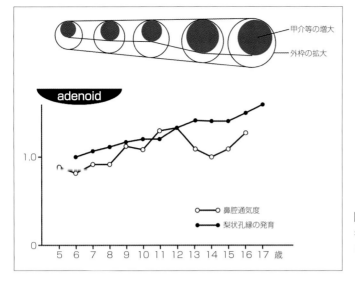

甲介等の増大
外枠の拡大

adenoid

1.0

○— 鼻腔通気度
●— 梨状孔縁の発育

0

5　6　7　8　9　10　11　12　13　14　15　16　17　歳

図 1.
年齢による鼻腔通気度の変化
（文献 2 より許可改変）

骨と鼻中隔で織りなす角度のことで，欧米では，rhinoplasty と septorhinoplasty の適応を決めるうえで重要な要素となっている[8]．したがって，加齢への影響などにも関心がある．重要なのは鼻中隔の役割である．CT や MRI での検討でも加齢によっても鼻中隔は成長すると報告されているが[9]，鞍鼻などその後の軟骨の変性について検討されている．確かに軟骨の脆弱化は懸念されるところで，軟骨の骨密度はやや減少傾向にあるといわれる．しかしながら，鼻中隔軟骨の先端部の骨密度は逆に高くなる傾向であると報告されている[10]．外気による軟骨の骨化の可能性もあるが，今後検討する余地がある．しかしながら，高橋[11]は鼻中隔の成長について詳細な検討がなされ，鼻中隔の化骨線の生涯にわたる存続のため，外鼻はその周囲の骨組織のようには萎縮しないので，高年齢になるに従って外鼻は目立つ存在となると述べた．高齢者の鼻が立派にみえるのは，顔面皮膚の萎縮に比べて外鼻，特に nasal valve が鼻呼吸の安定化の重要な働きを担っていると考えることができる．

2．加齢による鼻粘膜の変化

鼻粘膜の組織構造は 20〜60 歳まで大きな変化はないといわれ，粘膜上皮の高さは 70〜80μ といわれる[12]．個人差はあるが 60 歳以上で，鼻粘膜では加齢による萎縮が始まる．これは粘膜上皮の基底細胞数の減少によるものとの報告がある．一方

では，粘膜固有層の膠原線維の増生が進んでくる．また，リンパ球などの浸潤型小円形細胞の減少なども認める．したがって，鼻粘膜の腫脹・収縮という生理学的な変動もスムーズにはおくれない．市村[13]は鼻腔内での加温機能について詳細に述べている．吸気は加温が不十分なまま吸入されるため鼻咽腔環境の温度を低下させる．いったん下気道に入った吸気は加温・加湿されるが，呼気となって鼻咽腔を通過する際に呼気中の水分が鼻粘膜上で凝集し水滴となり水性鼻漏化する．鼻粘膜の咽頭方向への粘液線毛機能の低下もあるため，水溶性の鼻漏が外鼻孔から滴下しやすくなる．また，自律神経と中枢反射で調節される左右の鼻腔通気性を交代させる nasal cycle という機能もあるが，Mark ら[14]によると高齢者は観察されにくくなると述べており左右鼻腔による呼吸の安定性が保てなくなる危険性がある．

加齢による鼻呼吸の重要性

このように高齢者は鼻の機能が低下していると考えられる．呼吸生理機能を客観的に評価する方法としては CT や MRI などによる画像診断が挙げられる．生理学的解析法としては鼻腔通気度計による鼻腔抵抗の測定がある．西端[15]は 5〜84 歳までの鼻疾患，呼吸器疾患のない男女 501 例について，一方向流による passive anterior 法にて鼻腔抵抗の測定を行った．成人の両側鼻腔抵抗をみる

と，20〜50代まではあまり変化を認めないが，60歳を境にして抵抗も小さくなる傾向がみられることを報告した．また，nasal cycle を加味して収縮側，腫脹側毎の年齢による比較をしてみると腫脹側がより年齢とともに抵抗値の低下を認めるとした．すなわち，鼻粘膜が年齢とともに萎縮している事実を報告した．

　さらに，1989 年に紹介された音響鼻腔計測法は，外鼻孔の距離毎の断面積を測定することで，area-distance curve から 1st notch と 2nd notch と 2 ヶ所の狭窄部位の断面積を算出する[16]．1st notch は外側鼻軟骨下端で I-notch と称し，nasal valve を反映する．2nd notch は下鼻甲介前端付近であり C-notch とも称し，粘膜腫脹度を表すことができる[17]（図2）．Kalmovich ら[18]は欧米人を対象に 50 歳未満，50〜64，65〜79，80 歳以上の 4 群の 1st・2nd notch の断面積を比較し徐々に断面積の開大を報告した．東洋人と欧米人とでは外鼻，鼻腔形態が必ずしも同一ではない．本邦における高齢者の定義は必ずしも明確ではない．厚生労働省の統計データを参考に，68 人の正常成人を成人前期（20〜39歳）17 人，成人後期（40〜65歳）31 人，高齢期（65〜85 歳）20 人と分けて同様に音響鼻腔計測法により，1st notch，2nd notch における鼻

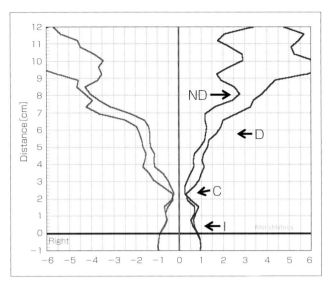

図 2．Acoustic rhinometry の測定曲線
Ⅰ：外側鼻軟骨下端，C：下鼻甲介前端，ND：安静時，D：血管収縮剤噴霧後

腔断面積を西端に習い腫脹側と収縮側に分けて測定した．その結果，1st notch の断面積は世代間で有意な差は認められないが，高齢の女性だけは他の群に比べて狭小化を認める（図3）．2nd notch ではこれまでの報告通り，測定時の腫脹側と収縮側の両側で年齢とともに有意に開存度の拡大傾向を認めた（図4）．この変化は鼻粘膜の萎縮が反映されるが女性に特徴的な変化を示した．今後のさらなる検討が必要である．しかしながら，最小鼻腔断面積の責任部位すなわち，1st notch と 2nd

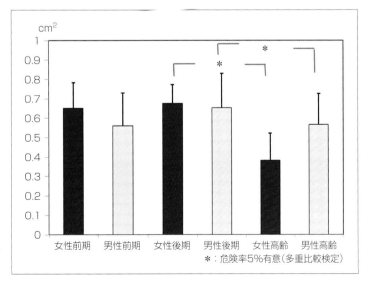

図 3．
1st notch の鼻腔断面積

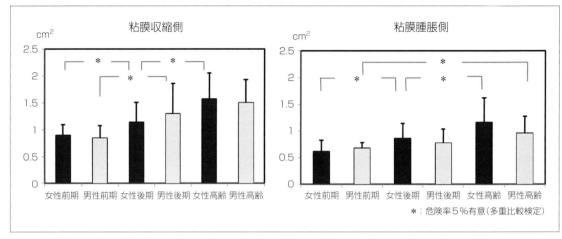

図 4. 2nd notch の鼻腔断面積

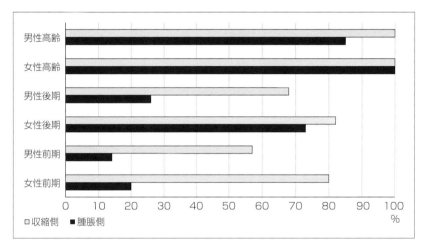

図 5.
1st notch が最小鼻腔断面積
である比率

notch のどちらが狭小化しているかをみてみると高齢者は全例 1st notch が最小鼻腔断面積の部位となっていることがわかる(図5).音響鼻腔計測法は実際の気流動態をみているものではないので明確ではないが,鼻粘膜の生理機能の低下は明確で,加温・加湿機能などの低下の危険性を示唆される.また,1st notch の外鼻孔からの距離を比較すると高齢者は成人前後期に比べて短くなっている(図6).この事実は外鼻の萎縮に対し,鼻中隔を中心とした nasal valve が,鼻呼吸の調節に重要な働きをしていることがわかる.今回の結果で高齢女性が nasal valve 領域の鼻腔開存性も低下を示したことは,顔面皮膚萎縮を鼻中隔で支えにくくなっていることを示している.東洋人は外鼻孔の形態から鼻粘膜が鼻呼吸に影響する認識が強い.しかしながら,高齢者においては外鼻形態においても関心を持つ必要がある.

高齢者の鼻呼吸に対する治療

　高齢者は鼻腔通気度が開大傾向にあり,そのため乾燥する傾向にある.加湿機能を維持する必要にある.局所の鼻洗浄は重要である.また,線毛細胞の減少もありコリン作動性の鼻炎を惹起することがあり,くしゃみや鼻汁をちょっとした刺激で誘発する加齢性鼻炎を訴えることが多い.したがって,アレルギー性鼻炎と非アレルギー性鼻炎の混合型が増加する傾向にあり,成人に比べて病態が多彩となる[19].また,その他の成人病などの合併症を持っていることが多い.鼻汁軽減には一般的に抗ヒスタミン薬が用いられるが,脳内移行濃度の検討ばかりでなく肝腎機能や循環器系に影響を与えにくいものを選ぶ.局所ステロイド薬は成人期と同様に大きな副作用は認められない.粘膜が萎縮傾向にあるため効果出現が延長されると

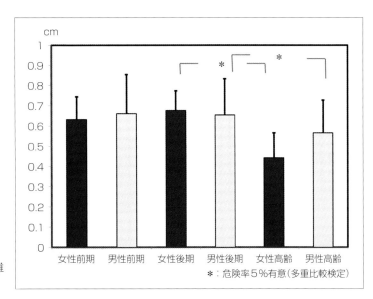

cm

女性前期　男性前期　女性後期　男性後期　女性高齢　男性高齢

*：危険率5％有意（多重比較検定）

図 6.
外鼻孔から 1st notch までの距離

いう指摘があるものの有意差を認めていない．鼻汁過多には抗コリン薬が有益であることはよく知られているが，以前存在していたイプラトロピウム噴霧液がフロンガス使用不許可により欧米では点鼻薬に置き換わっているのにもかかわらず本邦では供用できなくなった．喘息用のミストスプレーに鼻アダプターをつけることで，鼻汁抑制効果を認めることが確認されており，高齢化社会には適用拡大が期待される[20]．

まとめ

高齢者の鼻腔機能は，年齢を重ねるごとに，個人史や罹患疾患により多くの環境因子の影響を受ける．加齢変化は60歳台から変化が明確になるようである．下鼻甲介を中心とした粘膜の萎縮のため加温・加湿機能を中心とした鼻呼吸機能調節が脆弱になる．しかしながら，外鼻の骨成分の萎縮に比べて，鼻中隔軟骨の前方の骨密度が増加して外鼻形態は強固になる．そのため，最小鼻腔断面積部位は鼻腔前方が中心となる．鼻閉などの診断治療においては，外鼻形態と鼻粘膜所見と総合的に評価する必要がある．

文　献

1）大木幹文：鼻腔通気性に及ぼす運動の影響に関する研究．日耳鼻会報，**91**：1419-1434, 1988.
2）設楽哲也：耳鼻咽喉科領域における年齢変化．第81回日本耳鼻咽喉科学会宿題報告．1980. Summary　鼻腔形態と粘膜の占有率の変化が幼少期と成人期の通気性の違いを反映する．
3）Naito K, Kobayashi R, Kato H, et al：Assessing nasal resistance in Japanese children by active anterior rhinomanometry. Fujita Medical Journal, **4**：50-53, 2018.
4）内藤健晴，宮崎総一郎，野中　聡：鼻腔通気度測定法（Rhinomanometry）ガイドライン．日鼻誌，**40**：327-331, 2001.
5）野中　聡：高齢者における病態生理と対応―高齢者の鼻腔粘膜乾燥の病態とその対応―．日耳鼻会報，**102**：832-834, 2001.
6）竹野幸夫，久保田和法：器官別機能と老化による病態―鼻腔機能―．JOHNS. **28**：1300-1305, 2012.
7）Edelstein DR：Aging of normal nose in adults. Laryngoscope, **106** suppl 81：1-25, 1996.
8）Murtolahti S, Crouse UK, PahkalaR, et al：Perception and Respiratory Responses of the Upper AirwayMechanism to Added Resistance With Aging. Laryngoscope Investig Otolaryngol, **2**：417-422, 2017.
9）Kim H, Jung DJ, Kim HS, et al：Analysis of the Development of the Nasal Septum and Measurement of the Harvestable SeptalCartilage in Koreans Using Three-DimensionalFacial Bone Computed Tomography Scanning. Arch Plast Surg, **41**：163, 2014.
10）Vetter U, Heit W, Helbing G, et al：W：Growth of the human septal cartilage：cell density and colony formation of septal chondrocytes. Laryn-

goscope, **94**：1226-1229, 1984.

11）高橋　良：鼻中隔の進化とその弯曲の成立につ
いて．耳展, **31**：498-504, 1988.

Summary　鼻中隔は成人以降も成長を続け,
外鼻を支える.

12）齋藤　彰：ヒト下鼻甲介における年齢変化―組
織学的研究．日耳鼻会報, **86**：125-138, 1983.

13）市村恵一：老人性疾患の予防と対策老人性鼻
漏．JOHNS, **28**：1352-1356, 2012.

14）Mark R, Eccles WR：The nasal cycle and age-
Acta Otolaryngol, **135**：831-834, 2015.

15）西端慎一：鼻腔通気度における年齢変化―成長
および加齢による影響．日耳鼻会報, **87**：1654-
1671, 1984.

Summary　鼻粘膜の変化は60代から始まり,
鼻腔抵抗が拡大する.

16）Hilberg O, Jackson A, Swift D：Acoustic Rhi-
nometry；Evaluation of nasal cavity geometry
by acoustic reflections. Appl Physiol, **66**：295-
303, 1989.

17）大木幹文：鼻・副鼻腔　鼻腔通気度検査.
JOHNS, **20**：361-366, 2004.

18）Kalmovich LM, Elad D, Zaretsky U, et al：Endo-
nasal Geometry Changes in Elderly People；
Acoustic Rhinometry Measurements. J Geron-
tology, **60-A**（3）：396-398, 2005.

19）Bozek A：Pharmacological Management of
Allergic Rhinitis in the Elderly. Drugs Aging,
34：21-28, 2017.

20）大木幹文：鼻アレルギー患者に対する抗コリン
薬（チオトロピウム）吸入液の鼻吸入治療の試
み．耳鼻免疫アレルギー, **31**：158-159, 2013.

MB ENT, 260 : 15-21, 2021

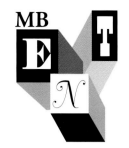

◆特集・高齢者の鼻疾患

高齢者の鼻漏・後鼻漏

近藤健二*

Abstract 鼻漏，後鼻漏は耳鼻咽喉科の日常診療の中で頻度の高い症状である．鼻漏の主な要因は年齢によって変化し，高齢者では鼻粘膜の加温機能の低下による old man's drip や，副交感神経の機能亢進が関与していると考えられる血管運動性鼻炎が鼻漏過多に深く関与している．これら以外に通常のアレルギー性鼻炎による鼻漏，また神経変性疾患に伴う鼻漏も高齢者にみられる．Old man's drip に対しては鼻粘膜の加温機能を高める下肢の加温，血管運動性鼻炎に対しては抗コリン作用のある薬剤に有効性があると考えられる．後鼻漏も高齢者に多い症状で，分泌物が視認できる後鼻漏は原因疾患である鼻副鼻腔炎の治療を行うが，分泌物の流下が視認しにくい後鼻漏症状は難治性で診療に難渋する．色々な病態生理仮説があるが，まだ不明な点が多い．

Key words old man's drip，寒暖差アレルギー（cold-induced rhinitis），血管運動性鼻炎（vasomotor rhinitis），味覚性鼻炎（gustatory rhinitis），パーキンソン病（Parkinson's disease）

はじめに

鼻漏は耳鼻咽喉科の日常臨床の中でも特に遭遇することが多い症状である．一口に鼻漏といってもその原因は多岐にわたり，また年齢によっても要因が変化する．たとえば，幼児から学童期の難治性鼻漏はアレルギー性鼻炎をベースに感染性の鼻副鼻腔炎で悪化をきたす場合が多い．青壮年層の鼻漏は多くがアレルギー性鼻炎で，一部慢性副鼻腔炎が混じる状況と思われる．一方，高齢者の鼻漏はこれらとは違った様相を呈し，特に寒暖差での誘発が多く冬季に目立つ印象がある．また，食事の際の鼻漏は若年層にもみられるが，一般に加齢に伴って増加する．本稿では高齢者の鼻漏，後鼻漏についてその背景にある病態生理を概説する．

鼻汁の分泌機構

1．鼻汁の由来

鼻汁は大きく分けると鼻腺・杯細胞からの分泌，血管からの漏出，呼気の水蒸気の凝結が主な構成要素である[1]．抗原誘発による鼻汁は鼻腺からの分泌が大半で，血管からの漏出は2割以下と考えられている[2]が，平時に鼻の保湿をつかさどっている鼻液は血管からの漏出が主体と考えられる[3]．鼻腺からの分泌粘液は浸透圧が高いため，アレルギー性鼻炎で鼻汁が増加した場合は浸透圧が高くなる[4]．

2．鼻汁分泌に関与する鼻腔の神経

鼻腔に分布する神経は大きく分けて嗅神経，篩骨神経，後鼻神経の3つである．このうち嗅神経は純粋な嗅覚神経である．篩骨神経は三叉神経第1枝である眼神経の分枝であり，ほぼ純粋な知覚神経と考えられる．一方，後鼻神経は知覚神経，交感神経，副交感神経の混合神経である．そのうち知覚神経は三叉神経第2枝の上顎神経の枝である．交感神経は交感神経幹である上頚神経節から深錐体神経を経由して翼口蓋窩に到達する．また，副交感神経は延髄の上唾液核から顔面神経，

* Kondo Kenji, 〒 113-8655 東京都文京区本郷 7-3-1 東京大学大学院医学系研究科耳鼻咽喉科学教室, 准教授

大錐体神経を経由し翼突管神経となって翼口蓋窩に到達し，ここで神経節を形成し節後線維に接合する．これらの神経線維が一体化して後鼻神経として蝶口蓋孔から鼻腔に進入する．

鼻炎の3主徴における神経の関与を考えてみると，くしゃみと鼻汁分泌は鼻腔の知覚神経からの求心情報が脳幹に伝わり，遠心路として呼吸筋の活動や鼻腺分泌をつかさどる副交感神経の活動が惹起されて生じる．鼻閉に関しては鼻粘膜におけるケミカルメディエーターの直接作用が重要と考えられているが，副交感神経の神経反射や局所で完結する神経反射である軸索反射も一部関与しているといわれている．アレルギー性鼻炎においては，求心路は鼻腔の知覚線維であり，トリガーは抗原抗体反応によって放出されるヒスタミンなどの化学物質であるが，鼻炎の中には味覚性鼻炎のように求心路が鼻腔ではないものや，寒冷に伴う鼻炎のようにトリガーが物理的刺激であるものもある．

高齢者の鼻漏の原因

1．Old man's drip

この用語は高齢者の鼻漏の中でも特に持続的に水様鼻漏が続いている場合に用いられる[3]．患者は絶えず鼻水が垂れてきてティッシュを手放せないと訴える．くしゃみはなく，鼻漏の量もほぼ一定である．

鼻粘膜の温度は通常外気温より高いため，鼻粘膜温度は吸気で下がり，呼気で上がる．正常成人ではおおよそ2℃ぐらいの変動を示すが[5]，鼻粘膜の血流が多く加温機能が保たれている場合は，吸気で温度が下がっても速やかに回復し，呼気が鼻粘膜表面で冷却される度合いは軽度であるが，鼻粘膜の血流量低下などで加温機能が低下していると，吸気で冷やされた鼻粘膜があまり加温されないまま37℃で水蒸気が飽和した呼気が粘膜表面で冷やされ，水分が凝結して鼻漏となる．このため，寒冷期に絶えず水様鼻漏が続く状態となる[3]．このような鼻漏は基本的に結露と同じなの

で，鼻汁中の蛋白濃度や成分を測定することで鑑別が可能である．

本鼻漏は体内からの分泌ではないため，抗ヒスタミン薬や抗コリン薬は基本的に効果がない．対策としては鼻粘膜の加温機能を高めることであるが，皮膚，特に下肢の加温冷却と鼻粘膜の温度には相関があることが明らかとなっており，足を温めると鼻粘膜の温度は上昇する[6]，（おそらく鼻粘膜の温度上昇を介して）アレルギー性鼻炎の症状が低減する[7]，鼻粘膜の加湿，加温機能が上昇する[8]，といった報告がある．したがって，old man's dripでは下肢を温かく保つことが症状の軽減に役立つと考えられる．

2．血管運動性鼻炎

1．とやや紛らわしいが，高齢者では鼻粘膜の交感神経のトーヌスが低下しているため，相対的に副交感神経優位な状態となっている．したがって，副交感神経に支配されている鼻汁分泌は過剰となりやすい．このような鼻漏は結露ではなく腺分泌なので，鼻汁の蛋白濃度や浸透圧は高い．

たとえば，寒冷刺激による反射的な鼻漏，くしゃみがある．これは俗に（アレルギーではないが）「寒暖差アレルギー」と呼ばれている．寒暖差で鼻汁分泌が亢進するメカニズムにはいくつかの仮説が提唱されている[9]．まず，冷気は飽和水蒸気量が少ないため，鼻腔内に吸入された空気は急速に温められて乾燥するため鼻粘膜から水分を奪う．そのため鼻粘膜が乾燥し，鼻粘膜の上皮に傷害が起こり，知覚神経が刺激されて鼻汁分泌が起こるという流れがある．実際，寒冷刺激で誘発される鼻汁中には大量の剥脱した上皮細胞が含まれており上皮傷害が示唆されるが，アレルギー性鼻炎患者の鼻漏にはこのような上皮は含まれていないと報告されている[10]．また，鼻粘膜のマスト細胞は冷気や乾燥による浸透圧上昇で脱顆粒を起こしヒスタミンを放出する[11][12]ため，冷気でヒスタミンが放出され鼻汁分泌が亢進するという流れも一部あると考える．さらに，鼻粘膜の知覚神経には冷気を受容するTRPM8チャネル（後述）が発現

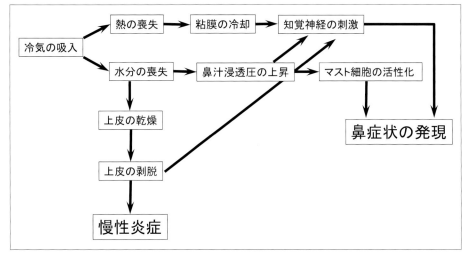

図 1. 寒冷刺激が鼻汁を誘発するメカニズムの仮説
（文献 9 より改変して引用）

しており，冷気により刺激され反射弓を介して副交感神経の活動が起こり鼻汁分泌が起こるという流れもある．そして，このような病的サイクルが持続すると鼻粘膜の慢性炎症が生じるが，乾燥冷気を持続的に大量に吸入するウィンタースポーツのトップアスリートでは重症の鼻炎や喘息の罹患頻度が高いことが知られている．これらの流れを図1に示した．

このような冷気で誘発される鼻汁は，鼻粘膜の保湿機能が不十分な場合に冷気の吸入で鼻内が乾燥すると吸気の加湿が不十分になるため，これを補うために反射的に腺分泌が亢進するとも考えられる．その意味では，保湿機能がもともと減退している高齢者に起こりやすいことはある意味合目的にみえる．

副交感神経の活動亢進による鼻汁過多のもう1つの例として味覚性鼻炎がある．味覚性鼻炎（gustatory rhinitis）は香辛料の入ったスープなどを摂取した時の鼻汁分泌を指す用語で，すべての年齢で起こりうるが，年齢とともに頻度が上昇するため[13]，加齢に伴って交感神経のトーヌスが減弱して副交感神経が優位となることが原因と考えられる．味覚性鼻炎を起こしやすい食品にはカプサイシンやその類縁のアルカロイドが含まれている．たとえば，チリペッパー，タバスコソースにはカプサイシン，西洋わさびにはアリルイソチオシアネート，黒コショウにはピペリンが含まれて

いる．辛くても冷えた料理だと鼻汁分泌は起こりにくく，また熱いスープでも辛くないと鼻汁分泌が起こりにくい．辛味刺激と熱さが同時に加わった時に症状が発現する理由は不明だが，実は上記の植物アルカロイドはいずれも近年明らかになってきた transient receptor potential（TRP）チャネル（侵害温度刺激受容チャネル）の作動物質であることがわかっている（後述）．したがって，このチャネルが病態生理に関係していると考えられる．

このような副交感神経の活動亢進に対してどう対処するか．原理的に抗コリン作用のある薬剤が有用と考えられるが，現在抗コリン薬の点鼻薬は販売されていない．第一世代の抗ヒスタミン薬には抗コリン作用があるため，アレルギー性鼻炎に対する治療薬としては必ずしも適切な薬ではないかもしれないが，血管運動性鼻炎に対しては有用性があると考える．重症の鼻漏に対しては後鼻神経切断術が選択肢として考えられるが，高齢者ではドライノーズを誘発するリスクもあり，慎重な判断が必要である．現時点では適応がないが，アセチルコリンの作動を化学的に切断するボツリヌストキシンの局所投与も有用と考えられる．すでに腋窩の多汗症では保険適用があり，鼻汁の制御についても海外を中心に研究論文があり有効性が示されている[14]．

3．物理化学的刺激を感知する TRP チャネル

近年，様々な物理化学的刺激で作動する TRP

チャネルが同定され，知覚神経の刺激受容機構が分子レベルで明らかとなりつつある[15]．TRP チャネルファミリーに属する分子はそれぞれ異なった物理化学的刺激で作動し，たとえば TRPV1 チャネルは43℃以上の温度やカプサイシン，酸などで作動するのに対し，TRPM8 は26℃以下の冷刺激やメントールで作動する．TRPA1 は痛み刺激の受容に重要なチャネルと考えられており，マスタードオイル，アリルイソチオシアネート(ワサビ)，アリシン(タマネギ)や17℃以下の冷刺激などの刺激で作動する．これらのチャネルは外界からの刺激の受容のみならず，体温調節などの全身の恒常性維持にかかわっているというデータが報告されており，今後の創薬のターゲットとしても期待されている．

たとえば，皮膚や粘膜をカプサイシンで刺激すると，実際には温度が変わっていなくても熱く感じるが，これは鼻粘膜を43℃以上に刺激したのと似たような信号が神経に入るためと考えられる．逆にメントールを塗ると26℃以下の冷気で刺激されたのと同じような刺激が神経に入るので，冷たく感じる．鼻にメントールを塗るとちょうど吸気で冷やされたような感覚が生じ鼻閉が改善したような気になるが，実際にはメントールを経鼻投与したときの反応は様々である．しかし興味あることに，メントール投与によって鼻腔通気が低下している被験者の大半が自覚的には鼻腔通気が改善していると感じているという研究結果があり[16]，このことから自覚的な鼻通り感には粘膜の冷却が重要であることがわかる．

TRPV1 は鼻粘膜では三叉神経の神経線維に発現していて，高浸透圧の感知にかかわっている[17]．したがって，鼻炎で鼻腺から粘液が放出され浸透圧が高くなると反応して知覚が過敏になり，これでさらに鼻腺からの分泌が誘発されるという悪循環に入っている可能性がある．一方，真水が鼻に入ると痛みを感じるがこれは低浸透圧刺激が原因であり，これに関与するのは TRPA1 と考えられている．

血管運動性鼻炎の治療にカプサイシンを鼻に塗布するという治療が以前より行われている[18]．これはカプサイシンを塗布することで鼻粘膜の知覚神経の TRPV1 が強く刺激されると，その神経が他の物理化学的刺激に対して反応しなくなるという現象を応用している．今後カプサイシン，メントール以外の TRP の作動物質，阻害薬も鼻炎の治療に活用できるかもしれない．

4．アレルギー性鼻炎による鼻漏

高齢者でも若年者と同じくアレルゲンの曝露による狭義のアレルギー性鼻炎が生じうる．実際，疫学調査ではアレルギー性鼻炎の高齢者での増加が報告されており[19]，これは若年層で継続的に患者が増えていること，アレルギー性鼻炎は自然寛解が少ないことと関連している．また，アレルギー性鼻炎があることで非特異的な鼻粘膜への刺激，たとえば寒冷刺激に対する反応も上がるので[20]，相乗効果で特に気温が下がる秋から冬にかけては症状が出やすくなると考えられる．しかしながら，一般にアレルギー性鼻炎は年齢とともに反応性が低下するので，より高年齢の層では鼻漏過多における寄与は小さいかもしれない．

5．神経変性疾患に伴う鼻漏

加齢に伴って増加する神経変性疾患であるパーキンソン病では鼻漏過多が起こると報告されている[21][22]．パーキンソン病は交感神経の脱神経が起こる病気なので，原理的には理解しやすいものである．しかし，過去の報告はいずれも神経内科の領域からのものであり，鼻粘膜における詳細な病態は明らかではない．

近年，パーキンソン病では運動障害に先行する前駆症状として嗅覚障害が高率に起こることが明らかとなり，早期診断に役立つのではないかという研究が行われている．しかし，嗅覚障害は特異性が低いことが難点で，単独での診断的価値は必ずしも高くない．鼻漏過多を症状として組み合わせることで，より精度の高い診断につながる可能性があり，耳鼻咽喉科領域でも今後取り組んでよい研究テーマではないかと考える．

後鼻漏

後鼻漏（postnasal drip；PND（米），postnasal catarrh（英））は鼻副鼻腔からの分泌物が鼻腔の後方を通って咽頭へ流下する状態を指す言葉である[23]~[25]. 狭義の後鼻漏は実際に視診上分泌物が上咽頭へ流れ込んでいる状態を指すが，臨床的には実際に咽頭への分泌物流下があるかどうかにかかわらず，鼻漏が後方へ流れる感覚がある "後鼻漏感" も広い意味での後鼻漏に含まれる.

実際に視認できる後鼻漏の原因となるのは鼻汁分泌量が増加する鼻副鼻腔疾患で，特に慢性副鼻腔炎，アレルギー性鼻炎が重要である[25]. たとえば，本邦では内藤が副鼻腔炎患者の80～84%に後鼻漏がみられ，そのうち28～41%に咳嗽が認められると報告している[26]. このような視認できる後鼻漏は医療者にとって理解しやすく，原因疾患の治療が後鼻漏の治療となるので対策も立てやすい. しかし不思議なことに，鼻漏過多で後鼻漏を生じている場合，患者は後鼻漏感よりむしろ咽頭に流下した分泌物を痰の増加として訴えることが多い. さらに，実験的に粘度の高い溶液を鼻腔に投与した場合，正常者はこの粘度の増加を感知することができるが，もともと後鼻漏感のある鼻炎患者ではこれを感知することができないという不思議な現象[27]も報告されており，このような結果は果たして咽頭へ流れ込んでいる分泌物そのものが後鼻漏「感」の原因になっているのだろうか？という疑問を抱かせる.

明らかな後鼻漏が視認できない後鼻漏感は決して少ないものではなく，後鼻漏感を訴える人の半分以上は初診時に明らかな後鼻漏が認められないという報告もある[28]. 鼻副鼻腔の画像検査でも明らかな異常が認められない場合があり，具体的にどのような病態生理が背景にあるのかわかりにくい. 本症状は特に高齢者に多く，非常に強い後鼻漏感や睡眠障害，生活上の支障を訴えるため判断，治療に苦慮することが多い. 原因について少なくとも一部は胃酸の鼻咽腔への逆流が考えられており，プロトンポンプインヒビターのプラセボ対照2重盲検試験で実薬群に有意な症状の改善があったと報告されている[29]. また，所見の乏しい後鼻漏感の患者では鼻汁中の神経ペプチドの量が増えているという研究[30]もある. これら以外に潜在的な副鼻腔病変，老人性鼻漏，（特に高齢者の）粘液の粘度の増加や粘膜線毛運動の低下による粘液の滞留，上咽頭炎，鼻腔後方から上咽頭領域の知覚過敏なども想定されている[31]が，病態生理についてはいまだ不明な点が多い. 筆者が後鼻漏感を強く訴える所見の乏しい患者の内視鏡検査を行った際に，中下咽頭に付着する粘液（多くは唾液と思われる）が泡沫状で，粘度が高くなっている印象を持っている. おそらく後鼻漏症候群の患者では軽度のドライマウスがあり，同時にドライノーズも起こっているのではないかと考えられる.

所見の乏しい後鼻漏感の患者に対して，具体的にどのような対処を行うべきか. 残念ながら決め手になる方法は確立していない. まずは通常の鼻副鼻腔炎の治療，すなわちマクロライド少量長期療法，抗ヒスタミン薬，ロイコトリエン受容体拮抗薬，粘液調整剤，ステロイド鼻噴霧薬などを試してみることがほとんどである. しかし多くの場合，有効性は乏しい. 生理食塩水による鼻洗浄も広く行われている. 洗浄した直後は多少症状が軽くなることが多いが，効果が持続しない. 作用機序は不明だが，血管収縮性の点鼻薬は短時間であるが症状を軽減するようである. また同様に，一部の患者では血管収縮薬配合の抗ヒスタミン薬が症状を改善する. この薬剤は米国の呼吸器のガイドラインでも第一選択薬として推奨されている[23]. この点からは，交感神経の刺激が有効な病態が背景にありそうであるが，まだ研究は十分でなくこれからの課題である.

引用文献

1) 坂倉康夫：第1章　気道液とは何か　Ⅱ. 気道液の由来. 上気道液の生理と病態. 第90回日本耳鼻咽喉科学会総会宿題報告モノグラフ：11-

12. 協和企画通信, 1989.

2) 今野昭義：第16章 鼻過敏症状発現の機序と中枢を介する副交感神経反射 3. 抗原誘発鼻汁に占める漏出血漿量. 第97回日本耳鼻咽喉科学会総会宿題報告モノグラフ：319-320. 千葉大学医学部耳鼻咽喉科, 1996.

3) 市村恵一, 瀬嶋尊之, 太田 康ほか：高齢者における水様鼻漏. 日鼻誌, 41：149-155, 2002.

4) Yenigun A, Elbay A, Ozdem A, et al：Dry eye and dry nose caused by the effect of allergic rhinitis on tear and nasal secretion osmolarity. Ear Nose Throat J, Mar 17：145561320908480, 2020.

5) Willatt DJ, Jones AS：The role of the temperature of the nasal lining in the sensation of nasal patency. Clin Otolaryngol Allied Sci, **21**：519-523, 1996.

6) Assanasen P, Baroody FM, Haney L, et al：Elevation of the nasal mucosal surface temperature after warming of the feet occurs via a neural reflex. Acta Otolaryngol, **123**：627-636, 2003.

7) Assanasen P, Baroody FM, Naureckas E, et al：Warming of feet elevates nasal mucosal surface temperature and reduces the early response to nasal challenge with allergen. J Allergy Clin Immunol, **104**：285-293, 1999.

8) Abbott DJ, Baroody FM, Naureckas E, et al：Elevation of nasal mucosal temperature increases the ability of the nose to warm and humidify air. Am J Rhinol, **15**：41-45, 2001.
   Summary 6人の被験者の下肢を温水への浸漬により30～40℃に加温すると, 鼻粘膜温度は平均0.9℃上昇し, 吸気の加湿力が上昇していた. 一方, 鼻腔の体積には変化がなかった.

9) Cruz AA, Togias A：Upper airways reactions to cold air. Curr Allergy Asthma Rep, **8**：111-117, 2008.

10) Cruz AA, Naclerio RM, Proud D, et al：Epithelial shedding is associated with nasal reactions to cold, dry air. J Allergy Clin Immunol, **117**：1351-1358, 2006.

11) Cho Y, Jang Y, Yang YD, et al：TRPM8 mediates cold and menthol allergies associated with mast cell activation. Cell Calcium, **48**：202-208, 2010.

12) Togias A, Lykens K, Kagey-Sobotka A, et al：Studies on the relationships between sensitivity to cold, dry air, hyperosmolal solutions, and histamine in the adult nose. Am Rev Respir Dis, **141**：1428-1433, 1990.
   Summary 冷気に反応して鼻汁分泌が生じる被験者に高浸透圧のマンニトール液を経鼻投与すると 対照群に比べて鼻汁中のヒスタミン濃度が優位に上昇した.

13) Jovancevic L, Georgalas C, Savovic S, et al：Gustatory rhinitis. Rhinology, **48**：7-10, 2010.

14) Zhang EZ, Tan S, Loh I：Botolinum toxin in rhinitis：Literature review and posterior nasal injection in allergic rhinitis. Laryngoscope, **127**：2447-2454, 2017.

15) 富永真琴：温度感受性TRPチャネルと疾患. 医学のあゆみ, **245**：831-837, 2013.

16) Eccles R, Jones AS：The effect of menthol on nasal resistance to air flow. J Laryngol Otol, **97**：705-709, 1983.

17) Nishihara E, Hiyama TY, Noda M：Osmosensitivity of transient receptor potential vanilloid 1 is synergistically enhanced by distinct activating stimuli such as temperature and protons. PLoS One, **6**：e22246, 2011.

18) Fokkens W, Hellings P, Segboer C：Capsaicin for Rhinitis. Curr Allergy Asthma Rep, **16**：60, 2016.

19) 鼻アレルギー診療ガイドライン作成委員会：鼻アレルギー診療ガイドライン―通年性鼻炎と花粉症―2020年版. ライフ・サイエンス, 2020.
   Summary 日本耳鼻咽喉科免疫アレルギー学会作成の鼻アレルギーに関する診療ガイドラインで, 2020年に改訂第9版が出版された.

20) Segboer CL, Holland CT, Reinartz SM, et al：Nasal hyper-reactivity is a common feature in both allergic and nonallergic rhinitis. Allergy, **68**：1427-1434, 2013.

21) Chou KL, Koeppe RA, Bohnen NI：Rhinorrhea：a common nondopaminergic feature of Parkinson's disease. Mov Disord, **26**：320-323, 2011.
   Summary パーキンソン病患者34人と15人の対照群で鼻漏症状を比較したところ, 前者では68%に鼻漏症状がみられ, 対照群より有意に頻度が高かった.

22) Friedman JH, Amick MM：Rhinorrhea is increased in Parkinson's disease. Mov Disord,

23 : 452-454, 2008.

23) Pratter MR : Chronic upper airway cough syndrome secondary to rhinosinus diseases (previously referred to as postnasal drip syndrome) : ACCP evidence-based clinical practice guidelines. Chest, **129** : 63S-71S, 2006.

24) Yu JL, Becker SS : Postnasal drip and postnasal drip-related cough. Curr Opin Otolaryngol Head Neck Surg, **24** : 15-19, 2016.

25) Sanu A, Eccles R : Postnasal drip syndrome. Two hundred years of controversy between UK and USA. Rhinology, **46** : 86-91, 2008.

26) 内藤健晴 : 耳鼻咽喉領域の慢性咳嗽. 耳鼻臨床, **94** : 667-675, 2001.

27) Rimmer J, Lund VJ : Simulated postnasal mucus fails to reproduce the symptoms of postnasal drip in rhinitics but only in healthy subjects. Rhinology, **53** : 195-203, 2015.

28) Pratter MR, Bartter T, Akers S, et al : An algorithmic approach to chronic cough. Ann Intern Med, **119** : 977-983, 1993.

29) Pawar S, Lim HJ, Gill M, et al : Treatment of postnasal drip with proton pump inhibitors : a prospective, randomized, placebo-controlled study. Am J Rhinol, **21** : 695-701, 2007.

30) Lim KG, Rank MA, Kita H, et al : Neuropeptide levels in nasal secretions from patients with and without chronic cough. Ann Allergy Asthma Immunol, **107** : 360-363, 2011.

31) Ichimura K, Sugimura H, Naito A, et al : How to manage patients with hard-to-recognize postnasal drip? Rhinology, **37** : 164-167, 1999.

\小児の/ 睡眠呼吸障害 マニュアル 第2版

編集
宮崎総一郎（中部大学生命健康科学研究所特任教授）
千葉伸太郎（太田総合病院附属睡眠科学センター所長）
中田　誠一（藤田医科大学耳鼻咽喉科・睡眠呼吸学講座教授）

2020年10月発行　B5判　334頁　定価7,920円（本体7,200円＋税）

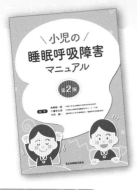

2012年に刊行し、大好評のロングセラーがグレードアップして登場！

睡眠の専門医はもちろんのこと、それ以外の医師、
研修医や看護師、睡眠検査技師、保健師など、
幅広い医療従事者へ向けた「すぐに役立つ知識」が満載。
最新の研究成果と知見を盛り込んだ、
まさに決定版といえる一冊です！

CONTENTS

全日本病院出版会　〒113-0033 東京都文京区本郷 3-16-4　Tel：03-5689-5989
www.zenniti.com　Fax：03-5689-8030

MB ENT, 260：23-28, 2021

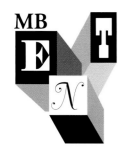

◆特集・高齢者の鼻疾患

高齢者の嗅覚障害と認知機能

村井　綾*

Abstract　近年，嗅覚障害がアルツハイマー型認知症やパーキンソン病などの神経変性疾患をはじめとする認知症の初期症状であるという報告が相次ぎ，認知症の早期バイオマーカーとして嗅覚障害が注目されている．一方，加齢による嗅上皮の萎縮や中枢処理能力の低下による嗅覚低下も多く，高齢化社会が進む中で嗅覚障害は生理的嗅覚低下と認知症の初期症状との鑑別が重要になると思われる．しかし，認知症の初期症状である場合，嗅覚障害を認知する力そのものが低下している可能性があり，耳鼻咽喉科外来に受診しないことがある．今後，健診での嗅覚検査の導入や高齢者を取り囲む社会で嗅覚と認知機能の関連を積極的に啓発するなど行政とのかかわりが重要ではないかと考える．

Key words　嗅覚障害(olfactory disorder)，加齢(aging)，高齢化社会(aging society)，嗅覚生理(olfactory physiology)，認知症(dementia)，嗅覚検査(olfactory examination)

はじめに

内閣府の令和2年(2020年)版高齢社会白書によると65歳以上の人口は3,589万人．総人口に占める65歳以上人口の割合(高齢化率)は28.4%であり，今後も高齢化社会が進んでいくことが予想される．加齢とともに嗅覚が低下し，回復も遅くなるため，高齢化社会に伴い嗅覚の異常を主訴として耳鼻咽喉科を訪れる患者も増えるだろう．嗅覚の異常は直接的に生命にかかわることではないが，生活の楽しみやQOLを大きく下げ，嗅覚減退を発端として食欲減退，意欲の低下，体重減少といった全身状態の低下を引き起こす可能性がある．

また近年，認知症対策として軽度認知障害の段階で介入すべきとの報告があり，認知障害の初期症状として嗅覚障害が注目されている．そこで本稿では高齢者の嗅覚障害，とくに認知機能の関係について述べる．高齢化社会に伴う医療，介護などの社会保障費が急増する一方，少子化対策に有効な手が打てていないばかりか年少扶養控除の廃止や子ども手当の段階的撤廃など子育て世代への負担増など今後も少子高齢化社会の増悪が止まらない．今の日本の現状に対し，嗅覚診療を通して耳鼻咽喉科医が社会の問題にかかわることのできる機会だと考える．

嗅覚生理と加齢性変化

大気中のにおい分子は鼻腔内に入り，嗅上皮にある嗅神経細胞の嗅覚受容体によって検出される．マウスでは約1,000種類，ヒトでは約350種類の嗅覚受容体があるが，1つの嗅神経細胞には1種類の嗅覚受容体のみが発現している[1]．嗅神経細胞は1本の軸索を一次中枢である嗅球へと伸ばす．同じ嗅覚受容体を持つ軸索同士が収斂し，篩板を通って嗅球上の糸球体と呼ばれる構造物を形成する．嗅覚受容体と糸球体は1対1の関係を持ち，糸球体上で二次ニューロンである僧帽細胞や

* Murai Aya，〒700-8558 岡山市北区鹿田町2-5-1　岡山大学大学院医歯薬学総合研究科耳鼻咽喉・頭頸部外科学

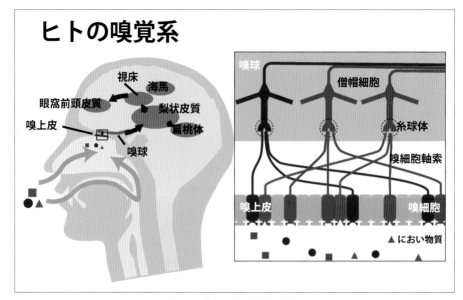

図 1. 嗅上皮と嗅覚伝導路

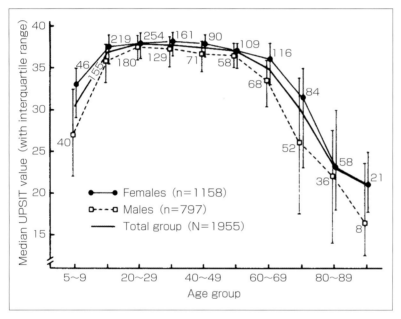

図 2.
UPSIT スコアと年齢・性別の相関

房飾細胞へと伝達される．糸球体の発火は電光掲示板のように嗅球上の糸球体の位置情報も2次元的な嗅覚情報として処理され，多種多様なにおいの識別に対応している．僧帽細胞や房飾細胞の軸索は束となって嗅索を形成，前嗅核，嗅結節，梨状皮質，扁桃体皮質からなる嗅皮質へ接続する．さらに嗅内皮質，海馬，眼窩前頭皮質へと伝わり，においの情報処理が進んでいく（図1）．

　嗅覚検知能や同定能は年齢による変化が大きい．University of Pennsylvania Smell Identifica-

tion Test（UPSIT）を使用した嗅覚同定検査で5～99歳の1,955人を年代別に行った報告によると20代まで嗅覚能が上昇し，その後ピークを迎え，60歳以降は急速に低下した．65～80歳の約60％は嗅覚障害を持っており，25％近くが無嗅覚症であった．80歳以上では80％以上が重度の嗅覚障害を持ち，50％近くが無嗅覚症であるとされている（図2）[2]．乳幼児の嗅上皮は厚く細胞密度も高いが[3]，においの同定，識別には様々なにおいと触れ合う経験とともに高度な中枢処理機能が必要とされる

ので10～20代以降に嗅覚同定能がピークを迎えることに矛盾しない．一方，60代以降加齢による嗅覚能の低下は嗅覚伝導路の様々な箇所に原因があると考える．

嗅細胞レベルでは嗅上皮における細胞のターンオーバーが低下し，新生した嗅細胞が成熟嗅神経細胞への分化にたどりつくまでにアポトーシスする割合が増え，分化しても早期に脱落するとされている[4]．Cadaverを使った研究では嗅細胞軸索が通る篩孔が加齢により縮小し，嗅細胞の減少を反映しているのではないかと考察されている[5]．解剖やMRIでの観察によると加齢とともに嗅球の体積は減少する[6)7]．脳全体の萎縮，神経細胞の減少とアストログリアの増加や嗅細胞の減少が原因と考えられるが，年齢だけでなく嗅球の体積は喫煙や慢性副鼻腔炎の既往，外傷や精神疾患にも影響を受ける．嗅球から上流の嗅覚中枢でも加齢性変化を認める．3テスラMRIで海馬や扁桃体，梨状皮質，前嗅核の体積が減少し，UPSITスコアは右扁桃体体積や嗅周野，嗅内皮質の灰白質体積と相関を認めた[8]．嗅内皮質や海馬CA1領域や鉤状回におこる神経原線維変化やレビー小体による病理学的変化による神経変性疾患の前病変は嗅覚低下を反映する[9]．生理的な末梢神経や脳内の加齢性変化でも嗅覚低下をきたす．

嗅覚障害と加齢性変化

嗅覚障害は病態別に ① 気導性嗅覚障害，② 嗅神経性嗅覚障害，③ 中枢性嗅覚障害に分類される[10]．① 気導性嗅覚障害は慢性副鼻腔炎やアレルギー性鼻炎，鼻中隔弯曲症などを原因ににおい物質が嗅上皮まで到達しないことを原因とする．高齢者の場合，合併症や処方薬との相互関係による抗生剤，抗アレルギー薬の併用禁忌や鼻中隔弯曲症に対する手術療法の可否が問われるなど若年層とは違った治療の困難さがある．② 嗅神経性嗅覚障害は嗅細胞が傷害を受けておこる嗅覚障害である．嗅細胞の傷害にはウイルス感染，薬剤などにより嗅細胞が直接傷害を受ける場合と，外傷など

により軸索が傷害を受けて嗅細胞が変性壊死する場合がある．外傷性嗅覚障害はびまん性軸索損傷同様の病態によって嗅糸が切断されることによって生じ[10]．交通外傷や高所からの転落など高エネルギー外傷によることが多い[11]．頭部外傷の年齢別内訳では年々高齢者の比率が増えている．高齢者の受傷起点は転落や転倒が多いが，加齢による生理的脳萎縮により軽微な外力であっても脳実質の移動が大きくなるため[12]，重症化しやすく，病態的には高齢者は外傷性嗅覚障害のリスクであるといえる．③ 中枢性嗅覚障害は脳梗塞，神経変性疾患，側頭葉腫瘍などを原因とする．血管性病変はもちろんのこと，神経変性疾患も高齢であるほど罹患率は増える．近年，アルツハイマー型認知症（Alzheimer disease：AD）やレビー小体病の代表疾患であるパーキンソン病（PD）などの神経変性疾患の初期症状としての嗅覚障害が注目されている．

嗅覚障害とPDについては1975年に初めて報告された[13]．PDは振戦・固縮・無動および姿勢反射障害といった特徴的な運動症状（4主徴）を呈し「認知と感覚は保たれる」と報告されている．近年嗅覚障害・自律神経障害・睡眠障害・高次脳機能障害およびうつ，不眠のような精神症状など非運動症状や特有の認知機能障害を認めることが次第に明らかになってきた[14]．非運動症状の中でも嗅覚障害は認知機能との相関があり，嗅覚障害を伴うPDは認知障害を伴うPD（PDD）のリスクであるとの報告があり[15]，α-synucleinが末梢から中枢に伝播するというBraakらの仮説[16]を反映すると考える（図3）[17]．PD患者群とコントロール群で嗅覚検知閾値と嗅球体積に相関を認める[18]．

ADは認知症患者の7割を占める．細胞外のAβアミロイドの沈着（老人斑），細胞内の神経原線維変化（paired helical filament）が主病態である．ADでは臨床的な認知症が出現する約20年前からAβアミロイドの沈着が出現し始め，認知症が出現する約10年前から病的なtau（タウ）が蓄積する神経原線維変化が大脳に出現するといわれ，

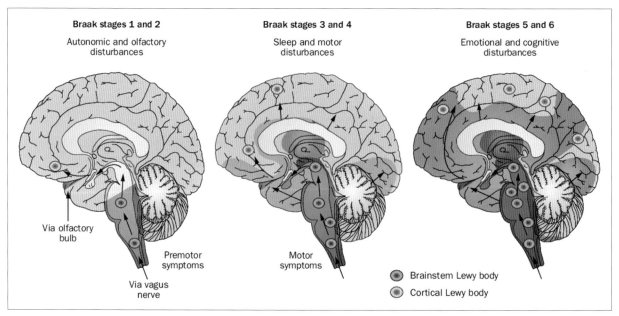

Braak stages 1 and 2
Autonomic and olfactory
disturbances

Via olfactory
bulb

Premotor
symptoms

Via vagus
nerve

Braak stages 3 and 4
Sleep and motor
disturbances

Motor
symptoms

Braak stages 5 and 6
Emotional and cognitive
disturbances

⊙ Brainstem Lewy body
⊙ Cortical Lewy body

図 3. Braak 仮説による末梢から中枢への病理の進展とステージング

AD に対する根治的治療は認知症が認められてから開始しても神経変性の進行を止められないとされている[19]．嗅覚障害と AD の関係も広く知られているところである．病理学的には嗅細胞には異常タウタンパクが蓄積する報告[20]があるが，一方加齢性変化でも同様の報告がある[21]．頭蓋内レベルでは AD 患者では Aβ アミロイドが嗅球の神経活動を阻害し，嗅覚が低下する[22]．将来 AD に進展する MCI（軽度認知症）患者ですでに画像的に嗅皮質の萎縮を認める．これらの組織学的，画像的所見により認知症より先駆けて現れる嗅覚障害が注目され，バイオマーカーとしての有効性が検討されている．

認知機能と嗅覚障害

嗅覚障害は認知機能の低下を原因とすることがあるが，日常診療で嗅覚障害を自覚し，耳鼻咽喉科に受診した高齢者患者をどのように病的認知機能低下を疑えばよいのだろうか．

嗅覚検査には自覚的嗅覚検査が主となるが，域値検査（threshold）とはにおいがするかどうか被検者の検知閾値を測定（T ＆ T オルファクトメーター），同定能（identification）とはかいだにおいが何のにおいかを判断する能力（T ＆ T オルファクトメーター，Odor stick identification test for

Japanese（OSIT-J），Open Essence，UPSIT，Sniffin` Sticks），識別能（discrimination）はにおいをかぎ分けるすなわちあるにおいと異なるにおいを異なるにおいであるかを感じるかという能力（Sniffin' Sticks）を測定する．

域値検査は嗅細胞の生存状態を反映する[23]．一方，同定検査や識別検査は嗅覚中枢処理すなわちにおいを嗅いで記憶する，今記憶したにおいを以前の記憶と照合する，さらに言語を用いて回答するというプロセスを必要とする．加齢によりワーキングメモリーや記憶の探索能力，言語能力が低下し，同定能や識別能が低下する．結果，域値検査では嗅覚が保たれているのにもかかわらず，同定能や識別能が非常に低下している場合に嗅覚中枢の異常が疑われる．ただ感冒の嗅覚障害などの嗅神経性嗅覚障害では嗅細胞の回復を認めても，神経回路が正常化するまでに時間を要するため，異嗅症のように正常な回路形成が阻害されている状態に陥ると域値検査と同定能・識別能の間に乖離が生じる可能性がある．

Mini-Mental State Examination（MMSE）や改訂長谷川式簡易認知機能スクリーニング（HDS-R）などが有名な認知機能スクリーニングのテストであるが，耳鼻咽喉科外来では実施が困難な施設が多いだろう．簡便な方法として日付を聞く．

見当識障害は認知症の中核症状であり，日時，場所，人物の順に障害されるといわれるため，とっさに今日の日付が答えられるかどうかがカギとなると考えられる.

今後の課題

　嗅覚低下は認知症の有効なバイオマーカーであるが，生理的加齢変化で起こることもあり，嗅覚障害を主訴に受診した患者のうち認知症を疑う症例をどのようにピックアップするかが大きな課題である．上記のように検知と同定能や識別能との大きな乖離は，嗅細胞レベルでの嗅覚と中枢処理能力の乖離を反映しており認知症のスクリーニングに有効と考える．しかし，そもそも認知症を疑うべき患者が耳鼻咽喉科を訪れない可能性がある．PD や AD の患者の中には嗅覚低下の自覚していない症例があり[24][25]，嗅覚障害を自覚する認知機能が衰えている症例は医療機関に受診しないかもしれない．健診に嗅覚同定能検査を加え認知機能と評価した報告がある[26]．また，家族や施設など独居ではない高齢者の場合，生活の中で他人との比較が可能である．嗅覚障害と認知症の関連について啓発を深めることで自覚のない嗅覚障害患者が医療機関を受診するきっかけになるかもしれない．今後，嗅覚検査を認知症の早期スクリーニングとしていくためには，嗅覚障害を自覚していない嗅覚障害の高齢者の検出や認知症の関連の啓発活動が有用で，そのためには行政との連携が必要ではないかと考える.

文　献

1) Buck L, Axel R：A novel multigene family may encode odorant receptors：A molecular basis for odor recognition. Cell, **65**(1)：175-187, 1991.
Summary　様々なにおいに対応するため嗅覚受容体が多数存在する．嗅上皮に発現している7回貫通型タンパクをコードする18の多重遺伝子族を同定し，クローニングした.

2) Doty RL, Shaman P, Applebaum SL, et al：Smell Identification Ability：Changes with Age. Science, **226**(4681)：1441-1443, 1984.

3) Nakashima T, Kimmelman CP, Snow JB：Structure of human fetal and adult olfactory neuroepithelium. Arch Otolaryngol, **110**(10)：641-646, 1984.

4) Kondo K, Suzukawa K, Sakamoto T, et al：Age-related changes in cell dynamics of the postnatal mouse olfactory neuroepithelium：cell proliferation, neuronal differentiation, and cell death. J Comp Neurol, **518**(11)：1962-1975, 2010.

5) Kalmey JK, Thewissen JG, Dluzen DE：Age-related size reduction of foramina in the cribriform plate. Anat Rec, **251**：326-329, 1998.

6) Smith CG：Age incident of atrophy of olfactory nerves in man. J Comparat Neurol, **77**：589-594, 1942.

7) Buschhuter D, Smitka M, Puschmann S, et al：Correlation between olfactory bulb volume and olfactory function. Neuroimage, **42**：498-502, 2008.

8) Segura B, Baggio HC, Solana E, et al：Neuro-anatomical correlates of olfactory loss in normal aged subjects. Behav Brain Res, **246**：148-153, 2013.

9) Wilson RS, Yu L, Schneider JA, et al：Lewy bodies and olfactory dysfunction in old age. Chem Senses, **36**：367-373, 2011.

10) 嗅覚障害診療ガイドライン作成委員会：嗅覚障害診療ガイドライン. 日鼻誌, **56**：487-556, 2017.

11) 木村恭之，三輪高喜，土定建夫ほか：外傷性嗅覚障害の臨床的検討．耳鼻臨床, **84**(11)：1541-1546, 1991.

12) 前田　剛，片山容一，吉野篤緒：高齢者頭部外傷の現状と課題. 脳外科ジャーナル, **27**(1)：16, 2018.

13) Ansari KA, Johnson A：Olfactory function in patients with Parkinson's disease. J Chronic Dis, **28**(9)：493-497, 1975.

14) Weintraub D, Burn DJ：Parkinson's disease：The quintessential neuropsychiatric disorder. Mov Disord, **26**：1022-1031, 2011.

15) Baba T, Kikuchi A, Hirayama K, et al：Severe olfactory dysfunction is a prodromal symptom of dementia associated with Parkinson's disease：a 3 year longitudinal study. Brain, **135**：161-169, 2012.

16) Braak H, Braak E：Neuropathological stageing of Alzheimer-related changes. Acta Neuropathol, **82**：239-259, 1991.
   Summary 剖検脳においてレビーニューライト（Lewy neurites；LN）およびレビー小体（Lewy bodies；LB）の分布を詳細に検討．PD病理は嗅球や丁部脳幹の迷走神経背側核より始まり，脳幹においては上方に進展して青斑核・黒質に至り，さらに大脳皮質に至ると想定されている．

17) Doty RL：Olfactory dysfunction in Parkinson disease. Nat Rev Neurol, **8**：329-339, 2012.

18) Wang J, You H, Liu JF, et al：Association of olfactory bulb volume and olfactory sulcus depth with olfactory function in patients with Parkinson disease. AJNR Am J Neuroradiol, **32**(4)：677-681, 2011.

19) Holmes C, Boche D, Wilkinson D, et al：Long-term effects of Abeta42 immunization in Alzheimer's disease：follow-up of a randomized, placebo-controlled phase I trial. Lancet, **372**：216-223, 2008.
   Summary アミロイドβに対するワクチン（AN-1792）を接種，数人の被験者の剖検脳では，ワクチンを接種した群では，しなかった患者と比較して有意に老人斑の数が少なかったが，認知機能の低下を防止できなかった．

20) Talamo BR, Rudel R, Kosik KS, et al：Pathological changes in olfactory neurons in patients with Alzheimer's disease. Nature, **337**：736-739, 1989.

21) Trojanowski JQ, Newman PD, Hill WD, et al：Human olfactory epithelium in normal aging, Alzheimer's disease, and other neurodegenerative disorders. J Comp Neurol, **15**：310, 1991,

22) Alvarado-Martinez R, Salgado-Puga K, Pena Ortega F：Amyloid beta inhibits olfactory bulb activity and the ability to smell. PLoS One, **8**(9)：e75745, 2013.

23) Kikuta S, Matsumoto Y, Yamasoba T, et al：Longer latency of sensory response to intravenous odor injection predicts olfactory neural disorder. Scientific Reports, **6**：35361, 2016.

24) Müller A, Reichmann H, Livermore A, et al：Olfactory function in idiopathic Parkinson's disease(IPD)：results from cross-sectional studies in IPD patients and long-term follow-up of de-novo IPD patients. J Neural Trans, **109**：805-811, 2002.

25) Doty RL, Reyes PF, Gregor T：Presence of both odor identification and detection deficits in Alzheimer's disease. Brain Res Bull, **18**(5)：597-600, 1987.

26) Mikuniya Y, Goto A, Sasaki A：Simple smell identification test using three odorants to detect cognitive decline：investigation in community-dwelling volunteers. Hirosaki Med J, **69**：172-178, 2019.

MB ENT, 260：29-33, 2021

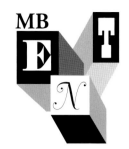

◆特集・高齢者の鼻疾患

高齢者のアレルギー性鼻炎

中丸裕爾*

Abstract 高齢者のアレルギー性鼻炎は他の年代に比べ有病率が低いが，他の年代同様に増加傾向にある．高齢者は加齢に伴い，鼻の解剖生理に様々な変化が生じ鼻機能が若年者と異なる．組織学的変化として，鼻腺の減少に加え，粘膜上皮層が減少し固有層の線維化が進むため，萎縮した粘膜となる．さらに鼻粘膜の血流も減少し，鼻腔の加湿・加温機能が減弱する．この結果として萎縮性鼻炎に近い病態となる．さらに高齢者では，血管運動性鼻炎などの非アレルギー性鼻炎の罹患率が高いことも知られている．特異的IgEが検出されアレルギー性鼻炎と診断できても，非アレルギー性鼻炎，萎縮性鼻炎が様々な程度で合併し病態を形成していることが多い．

このような病態を理解し，個々の患者に生じている症状を軽快できるような治療を行うことが高齢者のアレルギー性鼻炎を治療するうえで重要である．

Key words 高齢者（elderly patient），アレルギー性鼻炎（allergic rhinitis），非アレルギー性鼻炎（non-allergic rhinitis），萎縮性鼻炎（atrophic rhinitis），併存疾患（comorbidities）

はじめに

2019年の総務省統計[1]によると，本邦の65歳以上の高齢者は人口の28.4%と世界でもっとも進行した高齢化社会に入っている．そのため，我々が鼻炎症状を訴える高齢者を診察する機会も増加している．高齢者にはアレルギー性鼻炎の発症者が少なく，鼻炎症状を訴える高齢者は加齢変化によるOldman's dripや血管運動性鼻炎など非アレルギー性鼻炎が主体であると考えられてきた．しかし近年では，高齢者においてもIgEの関与したアレルギー性鼻炎の症例が増加している[2]．本稿では，高齢者のアレルギー性鼻炎につき概説する．

疫 学

加齢に伴い抗原感作率やアレルギー性鼻炎の有病率は低下する[3][4]．岡本らは，同一人物の抗原感作状態を経年的に調べたアレルギー性鼻炎コホート研究[4]において，血清スギ花粉特異的IgEの感作率は初回調査時に50代であった患者は13年後には15%程度の患者が陰転化し，初回調査時60代の患者では60%近くが陰転化したと報告している（図1）．また，50代以降でスギ花粉IgEが陰性であった場合，スギ花粉の大量飛散があってもスギ花粉IgEが陽転化することは少ない[4]（図2）．同一人物のアレルギー性鼻炎感作状態を考えると，60歳以上の年齢になると花粉症においてもある程度IgE感作は陰転化する．

一方で，集団での花粉症有症率や花粉抗原IgE感作率をみると，高齢においても増加傾向を示している．先程の研究において，同地区，同年代のスギIgE感作率を初回検査時と10年後の検査を比較すると増加傾向が認められた[5]．また，全国の耳鼻咽喉科医とその家族のアレルギー性鼻炎の有病率調査でも，高齢者のスギ花粉症有病率は増加傾向にある．60歳台の有病率は1998年が10.6%，2008年が21.8%で2019年には36.9%に

---

* Nakamaru Yuji，〒060-8638 北海道札幌市北区北15条西7 北海道大学大学院医学研究院耳鼻咽喉科・頭頸部外科学分野，准教授

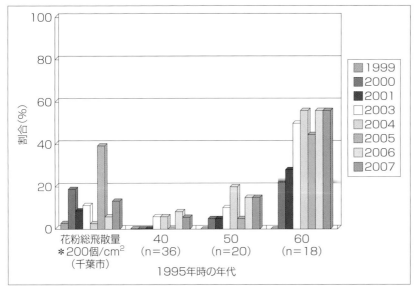

図 1.
スギ花粉感作陽性者の抗体陰転化率
1995 年にスギ花粉 IgE 抗体が陽性であった患者を 12 年間継続して検査した結果のグラフ. 40 代では陰転化する患者は少ないが, 60 代の患者を追跡すると, 半数以上が陰転化した
(文献 4 のグラフを改変)

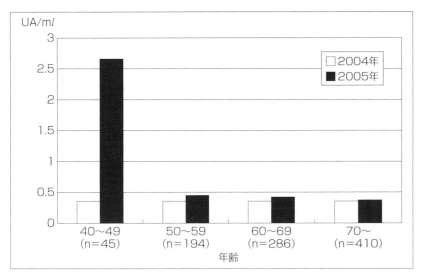

図 2.
スギ花粉抗体陰性者のスギ花粉大量飛散年における抗体価変動
花粉少量飛散年(2004 年)におけるスギ花粉抗体陰性者の大量飛散年(2005 年)における抗体価の変動を示した. 40 代では抗体が変動するが, 50 代以降では大量飛散年であっても抗体価の変動は少ない(新規発症が少ない)
(文献 4 のグラフを改変)

増加し, 70 歳以上では, 1998 年が 5.6% だったものが, 2008 年に 11.3%, 2019 年には 20.5% と約 4 倍に増加している[4](図 3). 2008 年のスギ花粉症患者の有病率を 10 年後の有病率と比較すると 60 代が 36.9%(10 年前 50 代 33.1%), 70 代が 20.5%(10 年前 60 代が 21.8%)であった. 両者を比較するとほぼ同等の有病率を示している(図 3). これらのことから, 近年の高齢者における花粉症の増加傾向は, 若年期におけるスギ花粉症有病率の増加を反映しているものと考えられている. また, 高齢者においては非アレルギー性鼻炎の有病率が上昇するため鼻炎全体の有病率では若年者と有意な差がないとされている[6].

加齢による鼻機能の変化がアレルギー性鼻炎症状に及ぼす影響

正常な加齢現象でも, 鼻の解剖生理に様々な変化が生じ, 鼻機能に影響を与える. 高齢者における解剖学的変化としては, 鼻翼軟骨周囲の線維性結合組織とコラーゲン線維の萎縮により鼻尖が低下する. さらに, 鼻中隔軟骨の断片化や弱体化が生じることで, 鼻柱が短縮し鼻腔形態が変化する. これらの解剖学的変化により, 鼻弁部が狭小化することで鼻閉が生じやすいとされる[7]. 一方で, 加齢による鼻粘膜萎縮により鼻腔容積が拡大するため, 鼻腔通気性に及ぼす加齢の影響は一定

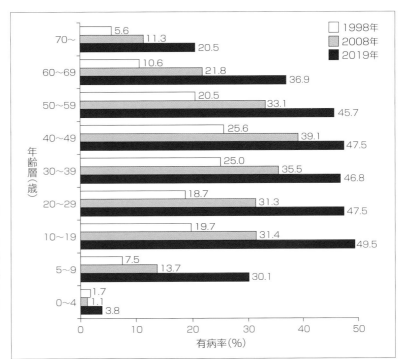

図 3.
1998〜2019 年のスギ花粉症年代別有病率
すべての年代においてスギ花粉症の有病率が増加傾向にある. 50代の有病率(1998 年 20.5%, 2008 年 33.1%)が 10 年後の 60 代の有病率(2008 年 21.8%, 2019 年 36.9%)に近似している
(文献 2 のグラフを改変)

の見解が得られていない.

　組織学的変化としては, 杯細胞や線毛細胞数には変化はないものの, 鼻腺の容積が減少する. また, 粘膜上皮層の高さと基底細胞数が減少し固有層の線維化が進むため, 萎縮した粘膜となる. 高齢者では, これらの粘膜萎縮と鼻粘膜の血流の減少[8]により, 鼻腔の加湿・加温機能が減弱する[9][10].

　加齢により生じる鼻症状の 1 つとして漿液性鼻漏が前鼻孔より生じる, いわゆる老人性鼻漏がある[10]. これは, 加齢に伴う粘膜萎縮による, 鼻腔内水分の再吸収障害と蒸発障害および線毛機能障害が原因とされる[10]. 水性鼻汁がアレルギー性鼻炎と類似するが, くしゃみや瘙痒感を認めず, 鼻粘膜の腫脹も認めない[10].

　高齢者では難治の後鼻漏を訴えることが多い. 加齢に伴う粘膜萎縮による線毛機能低下, 粘弾性の高い鼻汁の増加に加え, 後鼻孔から上咽頭における知覚過敏も関係するとされる[11].

　これらの鼻機能の変化は, 高齢者がアレルギー性鼻炎に罹患した場合にアレルギー性鼻炎の症状を修飾する. 高齢者のアレルギー性鼻炎では若年者に比べ水性鼻汁の症状が多く[12], 非アレル

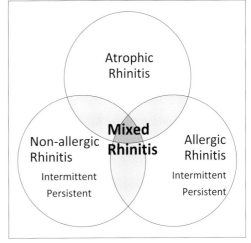

図 4. 高齢者鼻炎の特徴
アレルギー性鼻炎, 非アレルギー性鼻炎と萎縮性鼻炎が合併し若年者のアレルギー性鼻炎とは異なる症状を呈することがある
(文献 7 のグラフを改変)

性鼻炎によくみられるように乾燥した冷気, 異臭, 化学物質などの刺激に過敏に反応するという特徴がみられる. また, 鼻粘膜の萎縮や鼻腺の減少により生じる萎縮性鼻炎の症状が加わることもある. 高齢者のアレルギー性鼻炎は, 萎縮性鼻炎や非アレルギー性鼻炎とオーバーラップして様々な症状を呈する[7](図 4).

表 1. 高齢者疾患の特徴

1．多臓器疾患が多い(持病が多い)
2．加齢に伴う各臓器の機能低下がある
3．症状が非特異的で青壮年者と異なる
4．高齢者に特有な病態である老年症候群(認知力低下，転倒，失禁など)がある
5．薬剤に対する反応が青壮年者と異なる
6．免疫機能が低下しており，病気が治りにくい
7．患者の生活の質(QOL)および予後が社会的要因により大きく影響される
8．加齢に伴い，個人差が大きくなる

（文献 14 の表を改変）

表 2. 第2世代抗ヒスタミン剤の使用における禁忌事項，慎重投与

禁忌・慎重投与	ケトチフェン	アゼラスチン塩酸塩	オキサトミド	メキタジン	エピナスチン塩酸塩	エバスチン	セチリジン塩酸塩*	ベポタスチンベシル酸塩	フェキソフェナジン塩酸塩	オロパタジン塩酸塩	ロラタジン**	ビラスチン	ルパタジンフマル酸塩
高齢者	注	注	慎	慎		注	慎	注		慎	慎		慎
腎機能低下患者				慎			慎	慎		慎	慎	慎	慎
肝機能障害患者			慎		慎	慎	慎			慎	慎		慎
緑内障患者				禁									
前立腺肥大などの下部尿路閉塞性疾患患者				禁									

注：注意，慎：慎重，禁：禁忌
*レボセチリジン塩酸塩を含む，**デスロラタジンを含む

（文献 14 の表を改変）

診断と治療

高齢者のアレルギー性鼻炎の診断は通常のアレルギー性鼻炎の診断に準ずる[10]．高齢者は皮膚テストや血清抗原特異的IgE抗体価の感受性が少し低下するが，これらの検査の診断価値は若年者と有意な差を認めない[13]．また前述のように，高齢者では非アレルギー性鼻炎や老人性鼻漏などアレルギー性鼻炎と症状が類似する疾患の頻度が高いことより，これらの疾患との鑑別および合併を念頭におき診断治療を行う必要がある．

治療も青壮年者の治療に準ずるが，高齢者では加齢に伴う各臓器の機能低下がみられるなど，薬剤に対する反応が青壮年者とは異なる(表1)[14]．高齢者では基礎疾患が多く，服用する薬剤も青壮年者よりも多い傾向がある．薬剤投与に関しては薬剤相互作用に注意する．高齢者では緑内障や前立腺肥大を合併する頻度が高く，また高齢者に特有な病態である老年症候群(認知力低下，転倒，失禁など)をも合併することがあるため，抗ヒスタミン剤投与時には病歴をよく確認する必要がある．一部の抗ヒスタミン剤には添付文書に，高齢者には注意あるいは慎重投与との記載がされている(表2)[14]．投薬に反応が乏しい場合，レーザー治療，下鼻甲介切断術，後鼻神経切断術などの手術治療が選択肢として挙げられる．しかし，加齢により鼻粘膜萎縮の状態にあるため，手術により乾燥症状が増悪したり痂皮形成が促進される場合もあるため注意が必要である[15]．アレルゲン免疫療法については適応年齢の上限はないが，65歳以上の高齢者については慎重に適応を選択する．

まとめ

高齢者においてもアレルギー性鼻炎は増加傾向にある．診断治療は若年に準ずるが，高齢者特有の合併症や鼻腔生理の変化を考えながら，対応することが肝要である．

文　献

1) 高齢者の人口(総務省統計局)：https://www.stat.go.jp/data/topics/topi1211.html
2) 松原　篤，坂下雅文，後藤　穣ほか：鼻アレルギーの全国疫学調査2019(1998年，2008年との比較)：速報—耳鼻咽喉科医およびその家族を対象として—. 日耳鼻会報，**123**(6)：485-490, 2020.
3) Mins JW：Epidemiology of allergic rhinitis. Int Forum Allergy Rhinol, **4**(Suppl 2)：S18-S20, 2014.
4) 岡本美孝，米倉修二，吉江うらら：高齢者のアレルギー性鼻炎　感作，発症，寛解，治癒．アレルギーの臨床，**29**：485-490, 2009.
Summary 同一人物の抗原感作状態を経年的に調べたアレルギー性鼻炎コホート研究．高齢者になると，スギ花粉IgE感作が陰転化することを示した．
5) Yonekura S, Okamoto Y, Horiguchi S, et al：Effects of Aging on the Natural History of Sea-

sonal Allergic Rhinitis in Middle-Aged Subjects in South Chiba, Japan. Int Arch Allergy Immunol, **157**(1)：73-80, 2012. DOI：10.1159/000324475

6）Shargorodsky J, Garcia-Esquinas E, Galán I, et al：Allergic Sensitization, Rhinitis and Tabaco Smoke Exposure in US adults. PLoS One, **10**：e0131957, 2015.

7）Baptist AP, Nyenhuis S：Rhinitis in the Elderly. Immunol Allergy Clin North Am, **36**(2)：343-357, 2016.
　Summary　高齢者の鼻炎についてまとめたレビューの論文．高齢者においては，アレルギー性鼻炎，非アレルギー性鼻炎，萎縮性鼻炎が混合して病態を形成することを強調している．

8）野中　聡：高齢者における病態生理と対応―高齢者の鼻腔粘膜乾燥の病態とその対応―．日耳鼻会報, **104**：832-835, 2001.

9）Bende M：Blood flow with 133Xe in human nasal mucosa in relation to age, sex and body position. Acta Otolaryngol, **96**：175-179, 1983.

10）市村恵一：老人性疾患の予防と対策　老人性鼻漏．JOHNS, **28**：1352-1356, 2012.
　Summary　老人性鼻漏について詳細に記載している論文．老人性鼻漏の生成機序が解明されている．

11）竹野幸夫：後鼻漏の病態生理．JOHNS, **32**：1027-1031, 2016.

12）Nam JS, Hwang CS, Hong MP, et al：Prevalence and clinical characteristics of allergic rhinitis in the elderly Korean population. Eur Arch Otorhinolaryngol. 2020 Aug 2. doi：10.1007/s00405-020-06256-5. Online ahead of print.

13）Bozek A：Pharmacological Management of Allergic Rhinitis in the Elderly. Drugs Aging, **34**：21-28, 2017.

14）鼻アレルギー診療ガイドライン作成委員会：鼻アレルギー診療ガイドライン―通年性鼻炎と花粉症―2020 年版．ライフ・サイエンス, 2020.

15）朝子幹也：副鼻腔炎，アレルギー性鼻炎に対する投薬．MB ENT, **190**：20-23, 2016.

MB ENT, 260：34-40, 2021

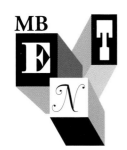

◆特集・高齢者の鼻疾患

高齢者の副鼻腔真菌症

金井健吾[*1]　　岡野光博[*2]

Abstract　現在，65 歳以上の高齢者の人口は 28.4%であり，今後もさらに増加することが予想されている．副鼻腔真菌症は高齢者に多くみられ，その理由として加齢による免疫力低下や，基礎疾患として糖尿病の増加，副腎皮質ステロイド投与などで免疫力が低下した患者の増加が指摘されている．副鼻腔真菌症の病型には，急性浸潤型真菌症，慢性浸潤型真菌症，寄生型真菌症（真菌球症），アレルギー性真菌性鼻副鼻腔炎があり，海外ではさらに肉芽腫性浸潤型真菌症に分類される．特に，浸潤型副鼻腔真菌症は，致死的な合併症をきたすことがあり，免疫力低下を背景として発症することが多いとされている．寄生型真菌症（真菌球症）では無症状で偶然にみつかる症例も存在するが，浸潤型へと移行し致死的な状態になり得るリスクがあるため注意が必要である．

Key words　高齢者(elderly person)，副鼻腔炎(sinusitis)，真菌症(mycosis)，免疫不全(immunodeficiency)，内視鏡下鼻内副鼻腔手術(endoscopic endonasal sinus surgery)

はじめに

総務省統計局(2019 年 9 月時点)のデータでは，本邦の総人口は減少している一方，65 歳以上の高齢者人口は 3,588 万人で総人口に占める割合は 28.4%と，いずれも過去最高となっている．さらに，高齢者人口の割合は今後も上昇することが見込まれている[1]．こうした高齢化社会のもと，鼻副鼻腔疾患を有する高齢者を診察する機会が増加し，その中でも副鼻腔真菌症はしばしば日常診療において遭遇する．副鼻腔真菌症が高齢者に多い理由として，加齢による免疫力低下[2]や，基礎疾患としての糖尿病の増加や副腎皮質ステロイド・抗悪性腫瘍薬・免疫抑制薬などの投与による免疫力が低下した患者の増加が指摘されている[3]．特に，急性および慢性浸潤型副鼻腔真菌症は，免疫力低下を背景として発症することが多いとされている[3]．医療技術の進歩により高齢でも高度な手

術や化学療法などの治療により免疫力が低下する状況が長期間，持続することも多くなっている．

一般的に真菌症は表在性と深在性に分類され，多くは表在性真菌症である．しかし，免疫力の低下や上皮バリアの破綻した場合には真菌増殖が粘膜下組織にまで波及し，深在性真菌症となる．

副鼻腔真菌症の病型

一般的に，重篤な病状を呈する浸潤型(invasive)と限局した病変を呈する非浸潤型(non-invasive)に大別され[4]，さらに，浸潤型副鼻腔真菌症に関しては，経過によって，4 週間以内のものを急性浸潤型，4 週間以上のものを慢性浸潤型と分類する[5]．また，海外では慢性浸潤型の一亜型として，肉芽腫性浸潤型真菌症が提唱されている[6]．非浸潤型副鼻腔真菌症としては，真菌塊を形成する寄生型真菌症（真菌球症）と，真菌がアレルゲン・抗原として組織の炎症反応を誘導するア

[*1] Kanai Kengo, 〒 286-8520　千葉県成田市畑ケ田 852　国際医療福祉大学成田病院耳鼻咽喉科・頭頸部外科，助教
[*2] Okano Mitsuhiro, 国際医療福祉大学大学院医学研究科耳鼻咽喉科学，教授

表 1. 副鼻腔真菌症の分類

分類	免疫状態	アトピーの有無	真菌の作用	真菌の組織内浸潤	生命予後
急性浸潤型	不全	非アトピー型	病原体	あり	不良
慢性浸潤型	不全	非アトピー型	病原体	あり	不良
肉芽腫性浸潤型	正常 (Th17亢進?)	非アトピー型	病原体	あり	比較的良好 (再発は高率)
寄生型(真菌球症)	正常	非アトピー型	寄生体	なし	良好
アレルギー性真菌性副鼻腔炎	正常	アトピー型	アレルゲン	なし	良好 (再発は高率)

レルギー性真菌性鼻副鼻腔炎が存在する. 真菌曝露による病型の誘導は, 主に宿主の免疫状態によって左右される. 一般に, 免疫状態が低下し真菌が感染病原体として作用した場合には組織浸潤型となる. 一方, 免疫状態が正常もしくは過剰(アトピー傾向)で感染性を示さない場合には組織非浸潤型となる[7](表1).

加齢と免疫力低下

真菌の大部分は土壌などの環境中に存在しており, 空気中には真菌の胞子や乾燥した酵母が浮遊している. これらは体表に付着したり吸入されて体内に侵入することがあるが, ほとんどは感染を起こすことはなく, 感染を起こしたとしても免疫機能が正常であれば, 排除されるか常在菌として存在する. 病原微生物が皮膚・粘膜バリアを超えて侵入すると, 生体は自然免疫と獲得免疫からなる一連の免疫応答システムによって感染の拡大を阻止しようとする[8]. 高齢者は, 一般的に若年者に比べ易感染性であり, しかも一度, 成立した感染症は難治性で重症化しやすいことが知られている[9]. 加齢に伴う易感染性は, 基礎疾患の存在以外に全身的な感染防御機構の低下に起因すると考えられる.

加齢に伴って, 造血幹細胞からT細胞・B細胞といったリンパ系への分化能が低下することで獲得免疫系の割合が低下し, マクロファージ, 好中球への分化能が相対的に増加することで自然免疫系細胞の割合が増加するとされる[10].

T細胞に関しては, 胸腺は加齢とともに萎縮して脂肪組織に置換されることで機能が低下し, ナイーブT細胞の数が低下する. ナイーブT細胞の数が減少すると相対的にメモリーT細胞の割合が増加する. これは新しい抗原に対応し増加するT細胞が減少することを意味する. また, リンパ節でT細胞が成熟する時も加齢による機能低下をきたすため, 高齢者は抗原特異的なT細胞の抗原に対する親和性が低下し, 全体として応答するT細胞の多様性が低下すると言われている. 一方, 高齢者は若年期に獲得した抗原特異的な免疫記憶をよく保持しており, T細胞応答が比較的強く起こると言われている[10]. そのため, 特定の抗原に対してしばしば遷延性の炎症組織反応を示し, 炎症性病態の慢性化や自己免疫疾患の増加にいたる. これら加齢に伴う免疫系の機能変化は総じて免疫老化(Immunosenescence)と呼ばれる[11]. また, B細胞については, 高齢者ではIgM抗体の産生能が低下しており, メモリーB細胞の分化, 増殖活性化, その維持が障害されているという報告[12]や, 骨髄間質細胞の老化によって未熟B細胞の数が減少するという報告がある[10]. さらに, 好中球に関して, 高齢者では好中球の細菌・真菌に対する貪食能と走化性は若年者と差がないものの, 殺菌能は低下しているとの報告[13]もあれば, 真菌群に対する好中球の貪食能・殺菌能とも低下しているという報告もある[14].

高齢者では, このように免疫システムが十分に機能しない状況で, 健康な宿主には害を及ぼさないような微生物が比較的容易に増殖する可能性がある. その結果, 深在性真菌症が増加していると考えられる.

症 状

副鼻腔真菌症の多くは片側性病変より進展するため, 初期の症状は鼻漏, 後鼻漏, 鼻閉, 嗅覚障害, 顔面痛など, 通常の片側性副鼻腔炎と同様の

症状を呈する.

一方, 寄生型真菌症(真菌球症)の場合は時に無症状のまま経過し, 脳ドックや他科での頭部CTなどの際に偶然指摘されることも少なくない.

浸潤型真菌症の原因菌はアスペルギルス属がもっとも多く, 次いでムーコル属が多いとされている. 罹患部位としては, 非浸潤型は上顎洞原発が多いのに対して, 浸潤型は蝶形骨洞原発が多くみられる. 症状として, 浸潤型は鼻症状よりも頭痛, 眼症状をきたすことが多く, 眼窩への進展により眼球突出, 眼瞼下垂, 視力障害, 眼球運動障害を引き起こす. 蝶形骨洞真菌症では解剖学的特徴から, 炎症の波及により視力障害や眼球運動障害などの神経麻痺症状を呈しやすく, さらに頭蓋内へ進展するとその予後は不良とされる. 特に, アスペルギルスは血管親和性が強く, 血管壁を穿通し血行性に散布し, 骨破壊がなくても周囲の中枢組織に浸潤しやすいとされている.

アレルギー性真菌性副鼻腔炎は一般的に若年層に多く, 平均年齢は21.9歳との報告もみられるが, 成人例でも発症を経験する[15]. 病変が副鼻腔を超えて直接浸潤することはないものの, 内部に貯留するムチンなどの圧迫により骨びらんを生じ, 隣接副鼻腔や近接臓器(眼窩内, 頭蓋内など)に進展をきたす[7].

検 査

診断確定のためには病変部における真菌の同定が必須である. 浸潤型副鼻腔真菌症では粘膜下に, アレルギー性真菌性副鼻腔炎ではムチン内に, また寄生型真菌症(真菌球症)では乾酪物質(真菌塊)内に真菌を認める. したがって, 診断的治療の目的で手術が選択される場合が多い.

浸潤性副鼻腔真菌症の場合は組織が壊死に陥っている場合も少なくない. 合併症状に乏しい場合は頭蓋底や眼窩・視神経管に接する組織の採取は躊躇されやすいが, 正常にみえる部位も含めた複数箇所での生検が望ましい[15]. 頭蓋底領域深部に真菌が浸潤している場合は表層粘膜の生検では確認できない可能性があり注意が必要である[16].

非浸潤型副鼻腔真菌症であれば単純CTで特徴的な所見を示す. すなわち寄生型真菌症(真菌球症)では石灰化, アレルギー性真菌性副鼻腔炎では石灰化までは示さない高吸収域が確認できることが多い. 副鼻腔真菌症は, MRIでは一般にT1強調画像で低信号, T2強調画像でも低信号を示し, 他の副鼻腔炎や悪性腫瘍とは異なる所見を呈する[17]. 浸潤型真菌症の血清学的検査として, β-Dグルカン, アスペルギルス抗原(ガラクトマンナン)がある. いずれも真菌の細胞壁を構成する糖鎖成分である.

アレルギー性真菌性鼻副鼻腔炎が疑われる場合は, 末梢血好酸球数(比率), 血清総IgE量, 血清真菌特異的IgE抗体価(アスペルギルス, アルテルナリア, カンジダなど)などを精査する. 診断には, 手術で採取した副鼻腔貯留物(ムチン)と副鼻腔粘膜(鼻茸)の病理学的検討が重要であり, 特にHE染色(好酸球浸潤の判定)とグロコット染色(真菌の証明)が必要となる[18].

片側性の病変であれば歯性病変や腫瘍性病変の可能性もあり, 歯科への紹介や画像検査・腫瘍マーカー(血清SCC抗原など)などの精査を考慮する.

治 療

副鼻腔真菌症は病型によって選択すべき治療法が異なるが, 手術については共通の治療法となる. 近年, 4Kハイビジョン内視鏡システムやナビゲーションシステムなどの手術支援機器が導入され, 手術の低侵襲化や麻酔管理の進歩により, 高齢者でも副鼻腔手術を比較的安全に施行できる環境となっている. さらに, 現在の高齢化社会においては, 高齢者も鼻症状の改善のために積極的に手術を希望することが多くなっている. しかし, 既往に糖尿病, 高血圧症などの基礎疾患を合併していることが多いこと, すでに脳血管系・心血管系疾患などにより抗凝固薬や抗血小板薬など, 手術に影響を与える薬剤を使用していることが多い

ことについて十分に注意が必要である.

以下に病型別の治療法について記載する.

1．寄生型真菌症（真菌球症）

根治的には手術が選択される．内視鏡下鼻内副鼻腔手術により副鼻腔を開放し真菌塊を除去したうえで十分に清掃する．通常は手術によって根治し，抗真菌薬の投与は不要である．自然治癒を期待するのは難しく，加齢や糖尿病などによる免疫力低下によって浸潤型に移行する可能性が知られている．無症状で偶然にみつかった症例では手術を選択されない場合もあるが，浸潤型へと移行し致死的な状態になり得るリスクについて十分に説明する必要がある[19]．

2．浸潤型副鼻腔真菌症

手術による病巣の徹底的な除去と抗真菌薬の全身投与が望まれる．深在性真菌症の診断・治療ガイドライン 2014 では，浸潤型アスペルギルス症に対する第一選択薬としてアゾール系薬のボリコナゾールが推奨されている．しかし，ボリコナゾールはムーコルなどの接合菌症には効果がないことに注意が必要である．ムーコルが原因真菌の場合や原因真菌が不明の場合には，抗真菌スペクトラムの広いポリエン系薬のアムホテリシンＢリポソームが第一選択となる．キャンディン系薬のミカファンギンは，薬物相互作用がなく腎機能が低下していても用量調整を必要としないなど重篤な副作用がなく，安心して使用できる抗真菌薬とされている[20]．ただし，ミカファンギンはアスペルギルス属に対しては静菌作用のみで殺菌作用は認めないため[21]，単剤での使用では効果が期待できないとされており，ガイドラインではボリコナゾール，アゾール系のイトラコナゾール単独投与で効果不十分の場合に併用を推奨されている．抗真菌薬による治療の終了時期の判断についてはまだ確立されていないのが現状である.

3．アレルギー性真菌性鼻副鼻腔炎

治療の主体は，手術療法としての内視鏡下鼻内副鼻腔手術と，薬物療法としての副腎皮質ステロイドの全身投与である[22]．その他，鼻洗浄，アレルゲン免疫療法，抗真菌薬，抗ロイコトリエン薬などの抗アレルギー薬，合併する細菌感染に対する抗菌薬などが考慮される．ただし，アレルギー性真菌性鼻副鼻腔炎は保存的治療に抵抗しやすく，診断確定も兼ねて多くの症例で内視鏡下鼻内副鼻腔手術が必要となる．真菌塊の残存は再燃に直結するので，好酸球性ムチンと真菌塊の完全摘出および罹患副鼻腔の完全開放と清掃が基本である．罹患副鼻腔の完全開放は術後の鼻処置加療の有効性を向上させる.

薬物療法としては，アレルギー性真菌性副鼻腔炎が高度な好酸球性炎症疾患であることを反映して副腎皮質ステロイドの使用が推奨されている．特に，全身（経口）ステロイド薬は効果が高いが，投与量に関しては確立した基準はない．術後 2 ヶ月以上の経口ステロイド薬の使用（プレドニゾロン 0.5 mg/kg/日より漸減）は術後 1 年間の観察期間中，ステロイド非使用者と比較して有意な改善を示し，また，血清総 IgE 量がアレルギー性真菌性副鼻腔炎の病態に相関するためバイオマーカーとして術後に血清総 IgE 量をモニターすることを勧めている報告がある[23]．

炎症局所の真菌およびサイトカインなどの炎症産物を除去する目的で，術後の鼻洗浄も有効である．抗真菌薬による洗浄療法の慢性副鼻腔炎に対する有効性を検討した報告では，プラセボ，すなわち生理食塩水での鼻洗浄でも鼻腔内視鏡所見が有意に改善しており，この知見からも鼻洗浄の有効性が示唆される[24]．

アレルギー性真菌性副鼻腔炎の診断基準の1つに真菌に対するⅠ型アレルギーの存在がある．真菌に対する免疫療法（減感作療法）が QOL の改善やステロイド使用量の減少に寄与し，再燃を予防することが報告されている[25)26]．本邦ではアルテルナリアに対する免疫療法のみが可能である．将来的には抗 IgE 抗体や抗 IL-4/IL-13 受容抗体などの生物学的製剤による新規治療法の展開が期待される.

以下に浸潤型蝶形骨洞真菌症の自験例を示す.

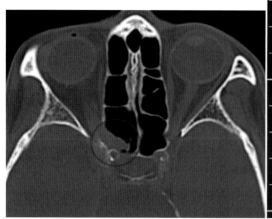
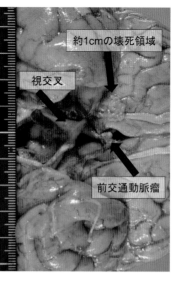

約1cmの壊死領域

視交叉

前交通動脈瘤

図 1.
浸潤性副鼻腔真菌症
（右蝶形骨洞）のCT所
見（a）と動脈瘤所見（b）

a｜b

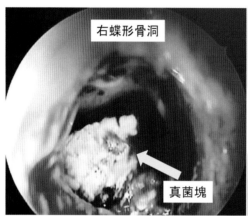
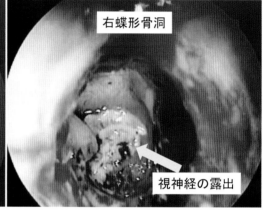

右蝶形骨洞

右蝶形骨洞

真菌塊

視神経の露出

図 2. 右蝶形骨洞内の真菌塊（a）と視神経の露出所見（b）　　　　　a｜b

症例：82歳，男性

【主　訴】　右後頸部痛，右視力低下

【既　往】　2型糖尿病，高血圧症，心筋梗塞，狭心症

【現　症】　数日前より右後頸部痛と右視力低下を自覚し当院神経内科を受診し，副鼻腔炎が疑われ当科紹介となった．

【診　断】　鼻内には特記すべき所見は認めなかった．初診時血液検査では，HbA1cが8.4％と血糖コントロール不良であったが，炎症反応の上昇は認めなかった．眼科での診察結果は，右の視力は0.07，左は0.7で対光反射は右で減弱していた．MRIで視神経炎の画像所見を認め，CTでは右蝶形骨洞の一部に陰影があり，後壁の骨破壊と右視神経への炎症の波及を疑う所見（図1-a）を認め，浸潤型蝶形骨洞真菌症が強く疑われた．

【治　療】　緊急手術（内視鏡下鼻内副鼻腔手術；ESS）を施行した．右蝶形骨洞を開放し真菌塊を確認した．真菌塊を除去したところ，視神経管の破壊があり視神経が露出していた（図2）．可及的に真菌を除去し生食での洗浄を反復して手術を終了した．病理組織結果ではアスペルギルスが検出された．

【術後経過】　術後よりボリコナゾール投与を開始し，頭痛は軽快した．右視力の改善は認めなかったが，術後の右蝶形骨洞は開放良好で，感染のコントロールはできていると思われた．しかし，術後8ヶ月後に頭痛の再燃，反対側の左視力低下が出現した．CTでは左蝶形骨洞にも陰影・骨破壊を認め，MRIでは両側蝶形骨洞に真菌感染の増悪が示唆され，左視神経にも炎症の波及を認めた．ESSで左蝶形骨洞を開放したが粘膜浮腫の

みで真菌塊は認めなかった．両側蝶形骨洞粘膜の病理組織検査・微生物培養検査を施行したが真菌感染は認めなかった．その後，心不全が増悪し永眠された．剖検所見では，洞内の粘膜表面には真菌感染を認めなかったが，真菌の頭蓋内浸潤を認めた．頭蓋底には骨破壊・壊死領域がみられ，壊死領域にはアスペルギルスを認めた．前交通動脈に瘤を認めたが破裂はしていなかった(図1-b)．

自験例で示されたように，浸潤型副鼻腔真菌症では，真菌の動脈壁浸潤により動脈瘤が形成され，くも膜下出血に至ることがあり，MRA などによる定期的な経過観察が必要である．また，頭蓋底領域深部に真菌が浸潤している場合は，表層粘膜の検査では確認できない可能性があり注意が必要である[16]．

おわりに

高齢化社会のもと，副鼻腔真菌症はしばしば日常診療において遭遇する疾患である．加齢や糖尿病などの基礎疾患による免疫力低下により寄生型真菌症(真菌球症)でも浸潤型副鼻腔真菌症に移行することがあり，長期的な観察が必要である．特に，浸潤型副鼻腔炎は致死的な合併症をきたすことがあり早急な対応が求められる．

参考文献

1) 総務省統計局. 1. 高齢者の人口. https://www.stat.go.jp/data/topics/topi1211.html
2) 大島猛史，池田勝久，須納瀬 弘：内視鏡下経鼻的副鼻腔手術による副鼻腔真菌症の治療．耳喉頭頸，67：319-323, 1995.
   Summary 副鼻腔真菌症が高齢者に好発する原因には，全身因子として加齢に伴う免疫力低下が考えられる．
3) 吉川 衛：副鼻腔真菌症の診断と治療．日耳鼻会報，118：629-635, 2015.
   Summary 副鼻腔真菌症の増加の理由として，糖尿病患者の増加やステロイドなどの使用により免疫機能の低下した患者の増加が考えられる．
4) Hora JF：Primary aspergillosis of the parana-sal sinuses and associated areas. Laryngo-scope, 75：768-773, 1965.
5) 市村恵一：真菌と副鼻腔炎．JOHNS, 22：71-75, 2006.
6) Rae W, Doffinger R, Shelton F, et al：A novel insight into the immunologic basis of chronic granulomatous invasive fungal rhinosinusitis. Allergy Rhinol, 7：102-106, 2016.
7) 岡野光博，高橋優宏，金井健吾：副鼻腔真菌症．耳鼻頭頸，89：975-983, 2017.
8) 石井恵子，川上和義：真菌感染における自然免疫活性化の分子機構．化学と生物，2：83-89, 2014.
9) Roberts-Thomson IC, Whittingham S, Young-chaiyad U, et al：Aging, immune response and mortality. Lancet, 2：368-370, 1974.
10) 磯部健一，伊藤佐知子，西尾尚美：老化と免疫．日老医誌，48：205-210, 2011.
11) 井上茂亮，千葉紗由利，小森由香子ほか：加齢による免疫低下と高齢者敗血症．ICU と CCU, 37：577-584, 2013.
12) Kogut I, Scholz JL, Cancro MP, et al：B cell maintenance and function in aging. Semin Immunol, 24：342-349, 2012.
13) 仲谷善彰，橋本 修，萩原照久ほか：老年者の関連に関する検討．日老医誌，29：938-944, 1992.
14) 細部高英：好中球活性酸素産生能からみた高齢者の感染防御機能．感染症誌，67：1101-1107, 1993.
15) 佐々木崇暢，石岡孝二郎，若杉 亮ほか：浸潤型副鼻腔真菌症の臨床的特徴と予後．日鼻誌，56：110-118, 2017.
16) 金井健吾，平田裕二，中村聡子ほか：頭蓋内浸潤を生じた蝶形骨洞真菌症の2例：剖検所見を含めて．日鼻誌，54：509-518, 2015.
   Summary 頭蓋底領域深部に真菌が浸潤している場合は，表層粘膜の検査では確認できない可能性があり注意が必要である．
17) 太田 康，仙波哲雄，石塚鉄男ほか：副鼻腔真菌症のMRI診断の有用性．耳鼻臨床，85：1603-1609, 1992.
18) 松脇由典：好酸球性副鼻腔炎・アレルギー性真菌性副鼻腔炎の病理像．アレルギー・免疫，17：822-831, 2010.
19) Vennewald I, Henker M, Klemm E, et al：Fungal colonization of the paranasal sinuses. Myc-oses, 42 Suppl 2：33-36, 1999.

Summary 寄生型真菌症（真菌球症）は非浸潤型に分類されるが，免疫抑制された患者では浸潤型へ移行し致命的な状態となる可能性がある．

20）宮﨑義継，河野　茂：新しい抗真菌薬ミカファンギンの位置づけ．医学のあゆみ，**209**：695-698, 2004.

21）太田　康，滝沢克己：アレルギーならびに感染症 気道感染症 真菌上気道 副鼻腔真菌症．日胸臨，**71**：164-170, 2012.

22）Meltzer EO, Hamilos DL, Hadley JA, et al：Rhinosinusitis：developing guidance for clinical trials. J Allergy Clin Immunol, **118**（5 Suppl）：S17-S61, 2006.

23）Rupa C, Jacob M, Mathews MS, et al：A prospective, randomized, placebo-controlled trial of postoperative oral steroid in allergic fungal sinusitis. Eur Arch Otorhinolaryngol, **267**：233-238, 2010.

24）Ebbens FA, Georgalas C, Luiten S, et al：The effect of topical amphotericin B on inflammatory markers in patients with chronic rhinosinusitis：a multicenter randomized controlled study. Laryngoscope, **119**：401-408, 2009.

25）Folker RJ, Marple BF, Mabry RL, et al：Treatment of allergic fungal sinusitis：a comparison trial of postoperative immunotherapy with specific fungal antigens. Laryngoscope, **108**：1623-1627, 1998.

26）Bassichis BA, Marple BF, Mabry RL, et al：Use of immunotherapy in previously treated patients with allergic fungal sinusitis. Otolaryngol Head Neck Surg, **125**：487-490, 2001.

MB ENT, 260：41-48, 2021

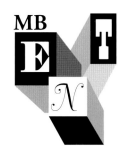

◆特集・高齢者の鼻疾患
高齢者の好酸球性副鼻腔炎

濱田聡子[*1]　小林良樹[*2]

Abstract　好酸球性副鼻腔炎は成人発症の難治性副鼻腔炎であり，高齢化が進む本邦において増加すると考えられる疾患である．好酸球性副鼻腔炎の治療法は，ステロイドを中心とした薬物療法，内視鏡下鼻副鼻腔手術(ESS)，さらに近年分子標的薬による治療の有効性も報告されるようになってきた．高齢者は併存疾患が多く，ステロイド投薬に関して慎重な対応が求められるため，経口ステロイド薬の使用は短期にとどめ，全身性副作用の少ない局所薬の使用を中心とすることが望ましい．重症の好酸球性副鼻腔炎は ESS 術後の再発率が高いが，高齢者では若年者よりも術後再発は少ないとされている．十分な鼻副鼻腔粘膜の切除および汎副鼻腔を開放することで，術後の効果を維持できる可能性がある．今後，病態の解明が進み，エンドタイプの研究が発展することで，高齢者に適したオーダーメイド治療が選択できるようになることが期待される．

Key words　好酸球性副鼻腔炎(eosinophilic rhinosinusitis)，高齢患者(geriatric patient)，局所ステロイド薬(topical steroid)，内視鏡下鼻副鼻腔手術(endoscopic sinus surgery)

はじめに

近年，先進国における高齢者の人口は増加傾向にあり，特に本邦においては，65 歳以上の高齢者が総人口に占める割合は 2020 年度に 28.7% に達しており，高齢化率は世界 1 位である．さらに，2040 年には高齢者の割合は 35.3% になることが推定されている[1]．

近年の欧米での調査によると，60 歳以上の慢性副鼻腔炎の有病率は 4.7% であり[2)3)]，鼻副鼻腔炎は，高齢者の慢性疾患でも 6 番目に多い疾患であると報告されている[4]．

2000 年頃から従来のマクロライド少量長期投与や内視鏡下鼻副鼻腔手術(endoscopic sinus sur-gery；ESS)の治療に抵抗性を示す成人発症の難治性副鼻腔炎が増加するようになり，2001 年に春名らにより好酸球性副鼻腔炎(eosinophlic rhinosi-nusitis)と命名された[5]．2015 年には，全国多施設共同大規模疫学調査(JESREC Study)によって診断基準が提示され，組織中の好酸球数によって確定診断される厚生労働省の指定難病となった[6]．

一方，欧米では好酸球性副鼻腔炎という疾患概念はなく，鼻茸の有無により鼻茸を伴う慢性副鼻腔炎(chronic rhinosinusitis with nasal polyp；CRSwNP)と鼻茸を伴わない慢性副鼻腔炎(chronic rhinosinusitis without nasal polyp；CRSsNP)とに分類されており[3]，CRSwNP が好酸球性副鼻腔炎とほぼ同義と考えられている．

本稿では，今後高齢化が進む本邦において，増加が予測される高齢者の好酸球性副鼻腔炎について解説する．

[*1] Hamada Satoko，〒 257-8551　大阪府寝屋川市香里本通町 8-45　関西医科大学香里病院耳鼻咽喉科，病院准教授／〒 573-1191　大阪府枚方市新町 2-3-1　関西医科大学附属病院アレルギーセンター
[*2] Kobayashi Yoshiki，関西医科大学附属病院耳鼻咽喉科頭頸部外科，病院准教授／同大学附属病院アレルギーセンター

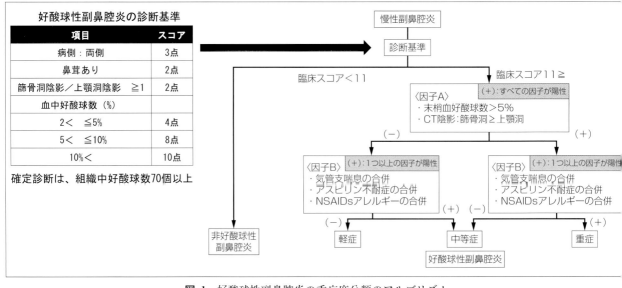

図 1. 好酸球性副鼻腔炎の重症度分類のアルゴリズム
（文献 6 より改変）

好酸球性副鼻腔炎について

1．病　態

　好酸球性副鼻腔炎は，従来の好中球性副鼻腔炎とは異なる特徴をもつ副鼻腔炎であり，成人発症で嗅覚障害を伴い，両側に多発する鼻茸や，副鼻腔 CT 画像で上顎洞に比較して篩骨洞に優位な炎症像がみられる．また，鼻茸や副鼻腔粘膜に好酸球の浸潤を著明に認め，末梢血に好酸球増多を伴うことも多い．加えて，上下気道で同様の病態を示す疾患としても知られており，重症の好酸球性副鼻腔炎は気管支喘息の併発が多い[6]．アスピリン過敏が 20〜30％の症例で認められるのも特徴の 1 つである．

2．診　断

　2015 年に発表された JESREC Study によって鼻茸の有無，病側，篩骨洞優位な陰影および血中好酸球比率からスコア化し，好酸球性副鼻腔炎を診断することが可能となった．組織学的検査で 400 倍の視野で 3 ヶ所以上 70 個以上の好酸球の浸潤が認められると確定診断となり，さらに，気管支喘息，アスピリン不耐症，NSAIDs アレルギーの有無で重症度が確定する（図 1）．

3．フェノタイプとエンドタイプ

　近年，副鼻腔炎は気管支喘息などの他のアレルギー疾患と同様に，表現型からの分類であるフェノタイプと，バイオマーカーなどを指標とした病態や治療反応性による分類であるエンドタイプに分類する考え方が普及してきた．JESREC Study によると，好酸球性副鼻腔炎のフェノタイプは鼻茸の有無，副鼻腔 CT 画像所見の特徴，気管支喘息などの下気道病変，末梢血好酸球の割合，などが挙げられる．一方，エンドタイプとしては，組織中あるいは末梢血中での好酸球数がバイオマーカーとして挙げられる．さらに，気管支喘息を合併するタイプの重症の好酸球性副鼻腔炎では，活性化した好酸球の存在を示唆する IL-5, ECP のかかわりが深く，アレルギー素因を反映する IgE，特に典型的なものにおいては黄色ブドウ球菌のスーパー抗原が関与していることも報告されている[7]．

4．治　療
1）薬物療法

　薬物療法ではステロイドの全身または局所投与が中心であるが，その他ロイコトリエン受容体拮抗薬，PGD_2, Th2 サイトカイン阻害薬などの効果も報告されている．全身ステロイド投与は，European Position Paper On Rhinosinusitis And Nasal Polyp でも有効な治療であることが示されている[3]が，中止または減量によって再燃が生じ

ることも多く，長期投与においては副作用が問題となるため，症状増悪時に短期的に用いることが望ましい．一方，全身副作用の少ない局所ステロイド薬は，気管支喘息においてコントローラーとして使用されており，好酸球性副鼻腔炎に対しても同様の有効性が期待される．局所ステロイド薬としては鼻噴霧用ステロイド薬の他，気管支喘息治療で用いる吸入ステロイド薬を経口的に吸入したのち，経鼻的に呼出することにより，好酸球性副鼻腔炎に対しても効果を示すことを，筆者らの施設からも報告している[8]．吸入ステロイド経鼻呼出療法によって合併する喘息と併せて包括的に効率よく治療できることが最大のメリットであり，鼻噴霧用ステロイド薬のみならず，経口ステロイド薬を減量できることが示唆されている[9]．

2）手術療法

薬物療法で効果が得られない，あるいは鼻茸などリモデリングが進行している病態に対してはESSが適応となる．好酸球性副鼻腔炎併存気管支喘息は尿中ロイコトリエン濃度が増加するが，副鼻腔手術によって鼻茸を切除すると，尿中ロイコトリエンが有意に減少することより，鼻茸を含めた副鼻腔組織がCysLTの産生臓器であることが示唆されている[10]．したがって，手術時には炎症粘膜を最大限に減量することが望ましいと考えられる．さらに，術後に鼻洗浄や局所治療を十分に行うために，内視鏡下鼻副鼻腔手術IV型で汎副鼻腔を大きく開放して単洞化することが有効とされる．

3）分子標的薬

近年，エンドタイプの概念に基づいて，既存治療に抵抗する重症喘息合併好酸球性副鼻腔炎に，IgE，IL-5，IL-5受容体αおよびIL-4/IL-13受容体をターゲットにした抗体治療薬が使用され，その有効性が報告されている．中でも，抗IL-4/IL-13受容体抗体は，重症の好酸球性副鼻腔炎に本邦で初めて保険適用として承認された[11]．今後，他の治療に抵抗性である重症例の新たな治療選択肢として効果が期待される．

高齢者の好酸球性副鼻腔炎

1．高齢者の好酸球性副鼻腔炎の病態

高齢者に炎症性の慢性副鼻腔炎が生じる要因として，① 鼻副鼻腔粘膜の弾力性が低下し，粘膜容積が増大する，② 線毛機能の低下によって nasal cycle が低下や消失する，③ 鼻弁を支持する線維脂肪組織の萎縮によって鼻閉が生じる，④ 鼻腺の活動増加により粘稠な分泌物液が増加する，⑤ 過剰な鼻汁粘液が痂皮化する，などが挙げられる[12)13)]．

さらに，鼻粘膜の上皮バリア機能が低下していることも高齢者の特徴である[14]．一方で，高齢者のCRSwNPにおいては細胞増殖能や血管新生能に関与する増殖因子が低下していることが報告されている[14)15)]．また，加齢により総IgE値は低下し，その他サイトカイン産生による好酸球性反応も減弱するとされている[12]．

気管支喘息において高齢者のフェノタイプは，非アトピー型が優位でありリモデリングの影響が大きく若年者でみられる病態と異なることが報告されている[17]．免疫学的な加齢変化が肺の機能を老化させて喘息を引き起こす誘因となるとされるが，まだ明らかになっていないことも多く，環境および微生物の感染などが誘因となっている可能性も考えられている[18]．好酸球性副鼻腔炎は，重症例では気管支喘息の合併が多く，喘息と同様に加齢によってその病態が変化することが考えられ，高齢者は若年者とは異なる治療アプローチが有効となる可能性が考えられる．

2．高齢者好酸球性副鼻腔炎に対する治療アプローチ

1）薬物療法

高齢者は併存疾患のあることが多く，多種類の薬（ビスホスホネート剤，非ステロイド性抗炎症薬，降圧薬，抗うつ薬，ビタミン剤など）を併用している患者も多く，慎重な薬物投与が望まれる．

好酸球性副鼻腔炎の薬物治療としては，マクロライド療法は限定的であり，ステロイド全身また

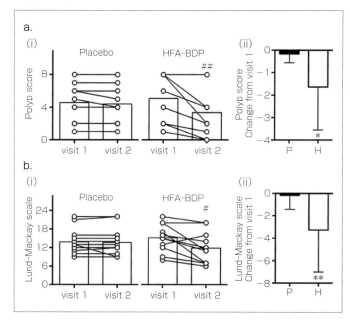

図 2.
HFA-BDP pMDI（キュバール®）による
経鼻呼出療法の効果
  a：鼻ポリープスコア
  b：副鼻腔 CT スコア
#P<0.05, ##P<0.01（vs. visit 1）
*P<0.05, **P<0.01（vs. placebo）
（文献 8 より）

は局所投与が中心となる.

近年の報告において, 喘息で経口ステロイド薬を 1 年間常用した患者では, 5.3 年の追跡調査で, 骨粗鬆症, 骨折, 心血管イベントが有意に増加し, 頻用患者においても, 高血圧, 精神症状, 睡眠障害が有意に増加していることが示されている[19]. 高齢者では, 特に, 全身性ステロイド治療法の長期化は, 重大な有害事象（糖尿病, 白内障, 緑内障, 高血圧, 精神病, 皮膚のあざ, 筋力低下, 胃炎）が発生する危険性が高いため, 副作用に留意して慎重に経過を観察する必要がある[20].

一方, ステロイド薬の局所投与では, 鼻噴霧用ステロイド薬（フルチカゾンプロピオン酸エステル, ベクロメタゾンジプロピオン酸エステル, フランカルボン酸モメタゾン, ブデソニド, フルニソリド）は重篤な副作用が報告されていない[21]. 近年, ステロイド吸入薬の経鼻呼出法の有効性が報告されている（図2）[8]が, 局所ステロイド薬は全身的な副作用を生じにくいため, 高齢者にとって, 安全に継続投与を行うことが可能になると考えられる. ただし, 吸入手技については十分な指導を行うことが重要となる.

また, 好酸球性副鼻腔炎の病態形成に関与する CysLT の作用を阻害するロイコトリエン受容体拮抗薬の効果も報告されているが, ロイコトリエン受容体拮抗薬は高齢者を含むすべての年齢層の患者で忍容性が高いことが示されており[20], 比較的安全に使用できる薬剤と考えられる.

2）手術治療

好酸球性副鼻腔炎の手術は, 炎症性細胞やサイトカインなどの起炎物質を除去することを目的に, 炎症粘膜を最大限に減量することが重要である. また, 術後の鼻洗浄や, 局所加療を有効にするためにも, ESS ですべての蜂巣を十分に開放し単洞化することが必要とされ, 全身麻酔下での手術が望ましいと考えられる.

CRSwNP における ESS 術後の評価で, 高齢者と他の年齢群とを比較し, 術後 3, 6, 12 ヶ月で, 鼻閉, 鼻汁, 後鼻漏, 顔面痛, 悪臭などに対する症状の改善効果が両群で同等であったと報告されている[4].

一方, 高齢者, 非高齢者にかかわらず認められる主症状の 1 つである嗅覚障害は, 高齢者群は若年成人群と比較し手術後の改善率が劣る[4]. 加齢による嗅覚低下の影響もあると思われるが, 術中に嗅粘膜周囲の操作は丁寧に行い, 嗅裂, 上鼻道のポリープのみを切除し嗅覚機能回復につながる手術をこころがけるようにする. 術後, 上鼻道にステロイド外用薬を染み込ませたスポンゼルなどを 1〜2 週間留置する方法や, 術後の局所ステロイ

表 1. CRSwNP の高齢者(65歳以上)と若年成人(20〜40歳)患者の主な病態因子比較

項目	高齢者群 (n＝43)	若年成人群 (n＝71)	p Value
アレルギー[*1](%)	8(18.6)	31(43.7)	<0.05
喘息(%)	12(27.9)	16(22.5)	n.s.
アスピリン不耐症(%)	3(6.9)	7(9.8)	n.s.
血中好酸球数 mean±SD, cellx10^9/L	0.3±0.2	0.4±0.5	n.s.
血中好塩基球数 mean±SD, cellx10^9/L	0.03±0.01	0.03±0.02	n.s.
鼻ポリープ組織中好酸球≧10/HPF(%)	16(37.2)	27(38.0)	n.s.
術後再発(%)	5(11.6)	20(28.2)	0.05

＊1：ダニ，花粉，カビなどの吸入抗原に対する I 型アレルギー反応が陽性

(文献18より改変)

ド薬の使用も有効である.

　術後再発に関してはCRSwNPの高齢者は若年者に比較して少ないとされている. 筆者らの施設において, 前述の吸入ステロイド経鼻呼出療法を術後も継続することで, JESREC Studyと比較しても明らかな術後再発率の低下がもたらされているが, 高齢者群ではさらに再発率が低くなっている(高齢者群13.6% vs 非高齢者群34.2%). その原因として, 加齢に伴い粘膜再生と細胞増殖がより制限されることで, 術後の鼻粘膜の瘢痕化や狭窄が減少している可能性が推察される[22]. さらに, 高齢者群ではCRSwNPの再発とアレルギー, 喘息, アスピリン喘息の病態は有意に関連しているが, 鼻ポリープ中の好酸球増多との関連は認められなかったと報告されている[18](表1). ポリープ中の好酸球の増多とESS術後に再発率の高いことが関連していることが, JESREC Studyも含めて過去に多く報告されているが, 高齢者に術後再発が少ない理由として, 加齢に伴って細胞増殖や血管新生機能が低下すること, サイトカイン産生などによる好酸球性炎症が減弱することなどが推察されている. 実際に自験例において, ポリープ中の好酸球数は高齢者群のほうが有意に少ないことが確認されている(未発表データ). すなわち, 高齢者においては, いったん手術で炎症性粘膜を切除し副鼻腔を開放すれば, 再発が少なく, 長期にわたって効果が継続できる可能性がある. 高齢者は併存疾患が多く, 全身麻酔下での手術におけるリスクも高まるが, 耐術能に問題のない高齢患者に対しては, 手術加療も有効な選択肢である.

3) 症例提示
(1) 吸入ステロイド経鼻呼出療法により手術回避できた症例

79歳, 女性

【既往歴】高血圧, 狭心症

【現病歴】両難聴を主訴に近医を受診し, 両鼓膜滲出液貯留および両鼻茸を指摘され, 精査加療目的で当科に紹介された. 初診時, 両鼓膜滲出液および両鼻腔内に鼻茸の充満が認められ(図3-a), 副鼻腔CTで篩骨洞優位な陰影がみられた(図3-b). 採血で末梢血好酸球は2.0%(5,500/μl), 鼻ポリープ組織中好酸球は76個/HPFであった. 当科初診の6ヶ月前に, 冠攣縮性狭心症で経皮冠動脈形成術(PCI)を施行し, 抗凝固薬内服中であり, 内科主治医より内服中止はリスクが高いとの判断で全身麻酔下の手術は推奨されなかった. HFA-BDP pMDI(キュバール®)400 mg/日の経鼻呼出療法, 抗ロイコトリエン拮抗薬(モンテルカスト®)内服で保存的に治療を行った. 治療開始6ヶ月後頃より鼻茸は徐々に縮小し(図3-c), CT所見も改善した(図3-d). 現在86歳で, 内服のみを継続し鼻ポリープ再発は認めていない.

(2) ESS介入後も再発なく経過している症例

70歳, 男性

【既往歴】不整脈, 気管支喘息

【現病歴】55歳時に気管支喘息を発症していた. 当科受診の10年前より鼻閉を認め, 近医で鼻茸を指摘されて当科に紹介受診された. 初診時に, 両鼻腔内に鼻茸が充満し(図4-a), 末梢血好酸球6.7%(5,900/μl), 呼気一酸化窒素は72 ppb, 副

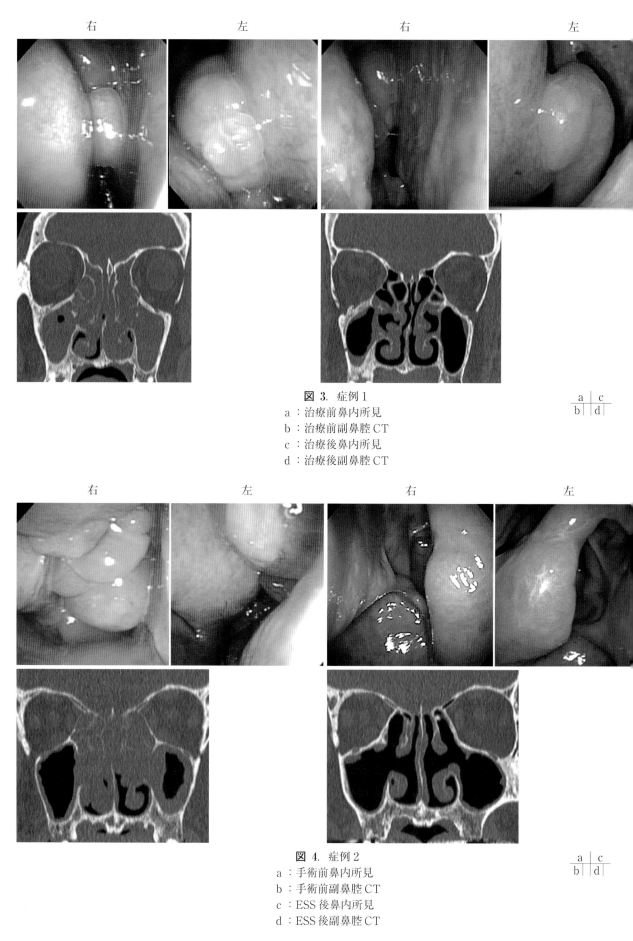

右　　　　　左　　　　　　　右　　　　　左

図 3. 症例 1
a：治療前鼻内所見
b：治療前副鼻腔 CT
c：治療後鼻内所見
d：治療後副鼻腔 CT

a	c
b	d

右　　　　　左　　　　　　　右　　　　　左

図 4. 症例 2
a：手術前鼻内所見
b：手術前副鼻腔 CT
c：ESS 後鼻内所見
d：ESS 後副鼻腔 CT

a	c
b	d

鼻腔 CT にて篩骨洞優位な陰影がみられた（図 4-b）．HFA-BDP pMDI（キュバール®）400 mg/日の経鼻呼出療法，抗ロイコトリエン拮抗薬（モンテルカスト®）内服で加療するも症状が改善しなかったため，ESS を施行した．病理検査で組織中好酸球は 175 個/HPF であった．術後も吸入ステロイド経鼻呼出療法，抗ロイコトリエン拮抗薬を継続し，術後 4 年で再発を認めず（図 4-c, d）に経過を観察中である．

おわりに

難治性疾患である好酸球性副鼻腔炎について，高齢者におけるその病態と治療アプローチという切り口で解説した．薬物療法の中心であるステロイドは，併存疾患の多い高齢者に対しては特に副作用の点から慎重な投与が求められる．したがって，経口ステロイドの使用は最小限にとどめ，吸入ステロイド経鼻呼出療法などを軸とした局所投与でコントロールすることが望ましいと考えられる．必要に応じた手術介入を行うことでより安定した治療コントロールが期待できる．好酸球性副鼻腔炎の病態解明がさらに進めば，個々の患者のエンドタイプに合わせた最適なオーダーメイド治療を行うことが可能になると思われる．今後のさらなる研究の発展に期待したい．

参考文献
1) 令和 2 年度　総務省統計局ホームページ「人口推計」より引用
2) Chen Y, Dales R, Lin M：The epidemiology of chronic rhinosinusitis in Canadians. Laryngoscope, **113**：1199-1205, 2003.
3) Fokkens WJ, Lund VJ, Mullol J, et al：European Position Paper on Rhinosinusitis and Nasal Polyps 2012. Rhinol, Suppl **23**：3 p preceding table of contents：1-298, 2012.
Sammary 欧州の副鼻腔炎と鼻茸のポジショニングペーパー．フェノタイプとして鼻茸を合併した慢性副鼻腔炎（CRSwNP）と鼻茸を合併しない慢性副鼻腔炎（CRSsNP）に分類．
4) Colclasure JC, Gross CW, Kountakis SE：Endo-scopic sinus surgery in patients older than sixty. Otolaryngol Head Neck Surg, **131**：946-949, 2004.
5) 春名眞一，鴻　信義，柳　清ほか：好酸球性副鼻腔炎（Eosinophilic Sinusitis）．耳展，**44**：195-201, 2001.
6) Tokunaga T, Sakashia M, Haruna T, et al：Novel scoring system and algorithm for classifying chronic rhinosinusitis：the JESREC Study. Allergy, **70**：995-1003, 2015.
7) Thomassen P, Vandeplas G, Van Zele T, et al：Inflammatory endotypes of chronic rhinosinusitis based on cluster analysis of biomarkers. J Allergy Clin Immunol, **137**：1449-1456.e4, 2016.
8) Kobayashi Y, Yasuba H, Asako M, et al：HFA-BDP metered-dose inhaler exhaled through the nose improves eosinophilic chronic rhinosinusitis with bronchial asthma：A blinded, placebo-controlled study. Front Immunol, **9**：2192, 2018.
9) 河内理咲，小林良樹，神田　晃ほか：吸入ステロイド経鼻呼出療法が鼻腔内常在細菌叢に及ぼす影響についての検討．日耳鼻会報，**124**：30-34, 2021.
10) Higashi N, Taniguchi M, Mita H, et al：Clinical features of asthmatic patients with increased urinary leukotriene E4 excretion（hyperleukotrienuria）：Involvement of chronic hyperplastic rhinosinusitis with nasal polyposis. J Allergy Clin Immnol, **113**：277-283, 2004.
11) Bachert C, Han JK, Desrosiers M, et al：Efficacy and safety of duplimub in patients with severe chronic rhinosinusitis with nasal polyps（LIBERTY SINUS-24 and LIVERTY NP SINUS-52）：results from two multicenter, randomized, double-blind, placebo-controlles, parallel-group phase 3 trials. Lancet, **239**：1638-1650, 2019.
12) DelGaudio JM, Panella NJ：Presbynasalis. Int Forum Allergy Rhinol, **6**：1083-1087, 2016.
13) Janzen VD：Rhinological disorders in the elderly. J Otolaryngol, **15**：228-230, 1986.
14) Cho SH, Kim DW, Lee SH, et al：Age-related increased prevalence of asthma and nasal polyps in chronic rhinosinusitis and its association with altered IL-6 trans-signaling. Am J Respir Cell Mol Biol, **53**：601-606, 2015.

15) Shin JM, Byun JY, Baek BJ, et al：Cellular proliferation and angiogenesis in nasal polyps of young adult and geriatric patients. Int Forum Allergy Rhinol, **5**：541-546, 2015.

16) Ottaviano G, Cappellesso R, Mylonakis I, et al：Endoglin（CD105）expression in sinonasal polyposis. Eur Arch Otorhinolaryngol, **272**：3367-3373, 2015.

17) Pasha MA, Sundquist B, Townley R：Asthma pathogenesis, diagnosis, and management in the elderly. Allergy Asthma Proc, **38**：184-191, 2017.

18) Brescia G, Barion U, Pedruzzi B, et al：Sinonasal polyposis in the elderly. Am J Rhinol Allergy, **30**：153-156, 2016.
Sammary 43 人の 65 歳以上の高齢者, 71 人の 20〜40 歳の若年成人の CRSwNP の患者の ESS 術後の検討. 高齢患者のほうが再発が少なく, 高齢患者は病理学的な好酸球浸潤と再発の関連はみられなかった.

19) Ekström M, Nwaru BI, Hasvold P, et al：Oral corticosteroid use, morbidity and mortality in asthma：A nationwide prospective cohort study in Sweden. Allergy, **74**：2181-2190, 2019.

20) Melani AS：Management of asthma in the elderly patient. Clin Interv Aging, **8**：913-922, 2013.

21) Orlandi RR, Kingdom TT, Hwang PH, et al：International Consensus Statement on Allergy and Rhinology： Rhinosinusitis. Int Forum Allergy Rhinol, **6**(Suppl. 1)：S22-S209, 2016.

22) Lee JY, Lee SW：Influence of age on the surgical outcome after endoscopic sinus surgery for chronic rhinosinusitis with nasal polyposis. Laryngoscope, **117**：1084-1089, 2007.

MB ENT, 260：49-55, 2021

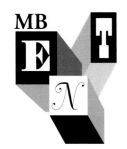

◆特集・高齢者の鼻疾患

高齢者の鼻副鼻腔外傷

岡村　純*

Abstract　顔面骨骨折は様々な原因で発生し外傷として来院する頻度は高い．また，近年高齢化社会に伴い患者層の高齢化が進んできているが高齢者の顔面骨骨折の実態については報告したものがない．聖隷浜松病院頭頸部・眼窩顎顔面治療センターにおける手術症例の現況を明らかにし，さらに高齢者の顔面骨骨折における現状や注意すべきことを中心に症例を提示しながら解説する．

Key words　上顎骨骨折（maxillary fracture），頬骨骨折（zygomatic fracture），鼻骨骨折（nasal bone fracture），眼窩吹き抜け骨折（orbital blowout fracture），高齢者（elderly）

はじめに

　鼻副鼻腔を含む顔面の外傷，特に顔面骨骨折は交通外傷，スポーツ外傷，転倒などの不慮の事故，殴打などの第三者による外傷など様々な原因で発生し外傷として来院する頻度は高い．

　当院では以前より顔面外傷・顔面骨骨折に対して耳鼻咽喉科，眼形成眼窩外科，眼科，口腔外科，歯科による頭頸部・眼窩顎顔面治療センターを形成し，骨折の部位や合併症を把握したうえで各々の科が合同で治療を行っている．特に，当センターの眼形成眼窩外科は眼科や形成外科をバックグラウンドに持つスペシャリスト集団で，眼窩壁骨折や眼外傷の症例が周辺地域を越えて紹介される．

　近年，高齢化社会に伴い患者層の高齢化が進んできているが，顔面骨骨折の高齢者患者の実態につき報告したものはない．本稿では当センターでの症例の現況を明らかにし，さらに高齢者の顔面外傷における現状や注意すべき点を中心に症例を提示しながら述べる．

当センターにおける現況

　2011年1月～2020年12月まで当センターにて手術を行った外傷性顔面骨骨折は全808症例であった．

1．性別および年齢

　男性606例（75%），女性202例（25%）で比率は3：1で男性が多い傾向が認められ過去の報告と同様の割合であった[1]．年齢分布は2～88歳までの範囲で平均年齢は28.7歳，もっとも多い世代は10歳台の322例（39.9%）であり，次いで20歳台の138例（17.1%）となり，70歳台まで徐々に症例数が減少していた（図1-A）．

2．骨折部位の内訳（図1）

　全例CTが施行されており，骨折部位の内訳は眼窩474例（58.7%），鼻骨247例（30.6%），下顎骨44例（5.4%），頬骨31例（3.8%），上顎骨12例（1.5%）の順で認められた（図1-B）．各年代の割合でみると眼窩骨折はすべての年代でほぼ同じ割合で多く，鼻骨骨折は高齢になるにつれ割合が減少していた．下顎骨骨折は高齢になるに従って割

* Okamura Jun，〒430-8558 静岡県浜松市中区住吉2-12-12　聖隷浜松病院頭頸部・眼窩顎顔面治療センター長

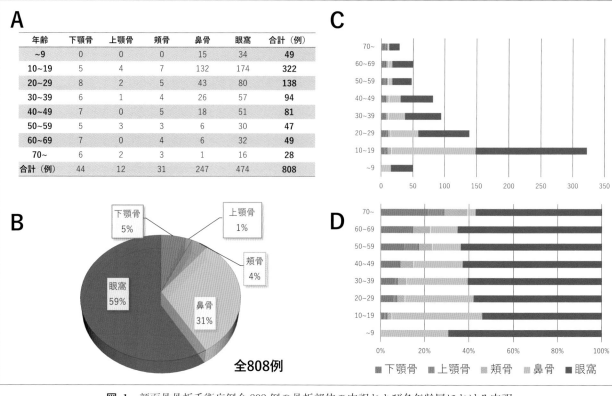

年齢	下顎骨	上顎骨	頬骨	鼻骨	眼窩	合計（例）
~9	0	0	0	15	34	49
10~19	5	4	7	132	174	322
20~29	8	2	5	43	80	138
30~39	6	1	4	26	57	94
40~49	7	0	5	18	51	81
50~59	5	3	3	6	30	47
60~69	7	0	4	6	32	49
70~	6	2	3	1	16	28
合計（例）	44	12	31	247	474	808

B
下顎骨 5%
上顎骨 1%
頬骨 4%
鼻骨 31%
眼窩 59%
全808例

D
下顎骨　上顎骨　頬骨　鼻骨　眼窩

図 1. 顔面骨骨折手術症例全 808 例の骨折部位の内訳および各年齢層における内訳

合が増加していた（図 1-C，D）．三次救急医療機関では高エネルギー外傷症例が多いために頬骨・上顎骨骨折症例が多かったり，歯科口腔外科がある施設に下顎骨骨折が多かったりと各施設の役割や地域により報告は異なり[2]，顔面骨でもっとも頻度が高いとされる鼻骨骨折よりも眼窩骨折の手術が多いのは当センターの特徴である．

3．鼻骨骨折（図 2）

年齢分布としては 10 歳台が 132 例（53.4%）を占め，次いで 20 歳台が 43 例（17.4%）であった．受傷原因としては，スポーツによる外傷が全 247 例中 144 例（58.3%）を占めており，次いで転倒などの不慮の事故が 63 例（25.5%）であった．鼻骨単独骨折症例が 209 例（84.6%）であり，他の顔面骨骨折を合併するものが 34 例（13.8%）認められた．これらの結果はいままでの報告と同程度であった[3][4]．65 歳以上の高齢者は 2 例（0.8%）のみであり，若年者との手術適応の違いによるものと考えられる．

4．下顎骨骨折，頬骨骨折，上顎骨骨折（図 3）

男 女 比 は 男 性 71 例（81.6%），女 性 16 例

（18.4%）であった．平均年齢は 42.3 歳（11~85歳）と鼻骨骨折や眼窩骨折と比べて比較的高齢であり，各骨折の年齢分布のばらつきは目立たなかった．原因として転倒および交通外傷が多かった．65 歳以上の高齢者は 17 例（19.5%）だった．

5．眼窩骨折（図 4）

男女の内訳は男性 347 例（73.2%），女性 127 例（26.8%）であり，平均年齢は 29.2 歳（3~88 歳）であった．年齢の内訳は 10 歳台が 174 例（36.7%）とピークとなり，高齢になるに従って症例数は減少していた．受傷原因としては転倒や転落を含む不慮の事故が 188 例（39.7%），スポーツによる外傷が 161 例（34.0%）と多く，暴力が 73 例（15.4%），交通事故が 52 例（11.0%）であった．概ね他の報告と同様な割合であった[5]．

10 歳台の患者で圧倒的にスポーツが原因の骨折が多く，高齢になるに従って転倒や転落による不慮の事故の割合が増えていた．65 歳以上の高齢者は 37 例（7.8%）だった．

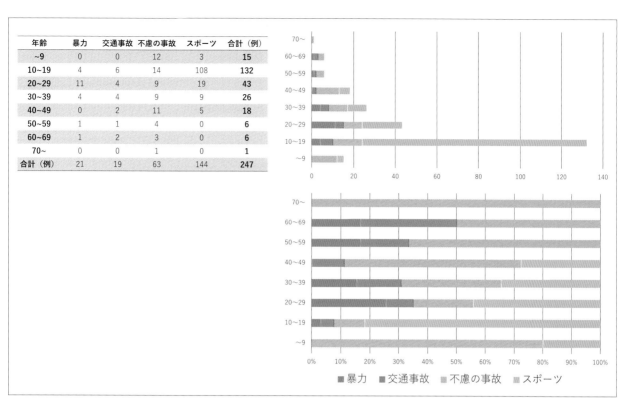

年齢	暴力	交通事故	不慮の事故	スポーツ	合計（例）
~9	0	0	12	3	15
10~19	4	6	14	108	132
20~29	11	4	9	19	43
30~39	4	4	9	9	26
40~49	0	2	11	5	18
50~59	1	1	4	0	6
60~69	1	2	3	0	6
70~	0	0	1	0	1
合計（例）	21	19	63	144	247

図 2. 鼻骨骨折症例 247 例の各年齢層における受傷原因の内訳

高齢者の顔面骨骨折

　顔面骨骨折にて手術施行した全 808 例中，65 歳以上の高齢者の割合は 56 例（6.9%）であった．男女比は男性 31 例（55.4%），女性 25 例（44.6%），平均年齢は 71.7 歳（65~88 歳）であり，女性の割合が他の世代と比べて多かった．その原因としては女性の健康寿命が男性より長いことが考えられている[6]．受傷原因は転倒や階段などの高所からの転落を含む不慮の事故が 41 例（73.2%）と多く認められた（図 5）．

　若年層における転倒・転落は飲酒に関連するものが多かったが高齢者においては飲酒に関連する転倒転落症例はなかった．また，交通事故は 13 例（23.2%）にとどまったが，そのうちの 7 例は患者の単独事故（バイクおよび自転車乗車中の転倒）であった．いずれも高齢者の身体能力の低下，防御反射の低下が原因として示唆される結果である．

　骨折部位として 2 ヶ所以上骨折を認める症例が 12 例（21.4%）と他の年代より多く認められ，全 56 例で 75 骨折部位を認めた．他領域の骨折（橈骨・尺骨・大腿骨・骨盤・頸椎など）を合併している症

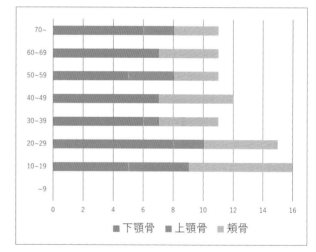

図 3. 下顎骨・上顎骨・頬骨骨折手術症例 87 例の年齢分布

例は 6 例（10.7%）のみに認めた．

高齢者顔面骨骨折の診断と治療方針

　まず骨折部位が多部位にわたることがあるため注意深く受傷機転の問診をする必要がある．鼻中隔を含む顔面骨すべての骨折の有無，血腫の存在の有無，さらに頭蓋底骨折によって生じる頭蓋内

年齢	暴力	交通事故	不慮の事故	スポーツ	合計（例）
~9	3	1	26	4	34
10~19	18	9	48	99	174
20~29	21	8	24	27	80
30~39	12	11	15	19	57
40~49	10	9	26	6	51
50~59	8	5	13	4	30
60~69	0	8	22	2	32
70~	1	1	14	0	16
合計（例）	73	52	188	161	474

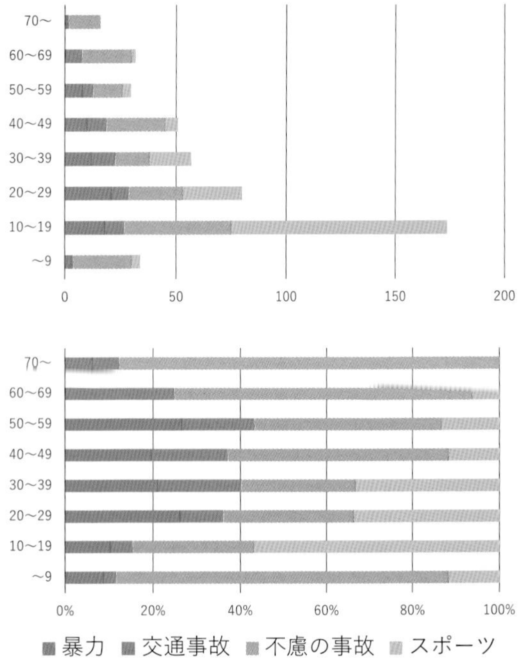

■暴力　■交通事故　■不慮の事故　■スポーツ

図 4. 眼窩骨折手術症例 474 例の各年齢層における受傷原因の内訳

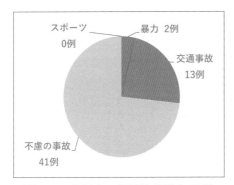

図 5. 65 歳以上の顔面骨骨折全 56 例
の受傷原因の内訳

air の有無確認のために顔面骨骨折を疑う症例全例で CT を施行すべきである．冠状断像の再構築画像は必須であり，特に 3D-CT 画像は顔面骨の骨折部位や変形の程度が容易に把握でき，本人や家族説明時にも有用である．

以下，部位別に解説し実際の症例を提示する．

1．高齢者の鼻骨骨折

骨折の程度よりも主に審美的な面から本人や家族と相談し整復術の適応を判断することとなる．受傷後に鼻骨周囲の腫脹が強ければ外鼻変形が確認できるまで待機することもあるが 1 週間以内に判断し整復をする方針としている．その間に本人の顔写真を準備してもらい比較することもある．高齢者の場合は元々の合併症や performance status の面から整復術に消極的な場合が多いため整復しない症例も多い．ただし，鼻中隔骨折がある場合は永続的な鼻閉となることもあり，高齢者であっても可能な限り手術を勧めている．

鼻骨単独骨折の場合でも当センターでは可能な限り全身麻酔での整復術を行っているが高齢者でも同様である．整復時は超音波装置を使用するとリアルタイムに鼻骨の状況が把握できるため有用であり最近頻用している．整復後は軟膏ガーゼを留置し 3 日間程度の内固定とするが，鼻呼吸の確保のため下鼻道への留置は避ける．外鼻にデンバースプリントを装着し 7 日間の外固定としているが外れた場合は外れたままで良いと本人に説明している．

2．高齢者の頬骨骨折・上顎骨骨折

以前までは受傷機転として交通外傷によるものが多いとの報告が多かったが，助手席のシートベルト義務化やエアバッグの普及，飲酒運転の厳罰化に伴う交通事故などの高エネルギー外傷の減少に伴い，当センターでは交通外傷よりも転倒や転落などの不慮の事故による高齢者の頬骨・上顎骨

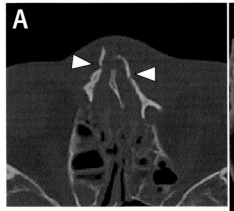

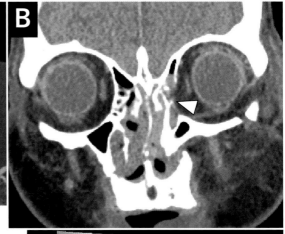

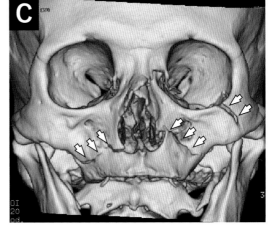

図 6.
鼻骨・左頬骨・両側上顎骨・左眼窩内側壁骨折
例(70 歳台，男性)
　A：鼻骨骨折，B：眼窩内側壁骨折を認める
　C：3D-CT では両側の上顎骨および左の頬
　　骨骨折が明確に診断できる

折が多かった．ただし，階段からの転落や顔面か
らの転倒による骨折の際の顔面へのダメージは大
きく，眼窩骨折も合併していることが多いため，
より診断には注意が必要である．三叉神経領域の
知覚鈍麻，開口障害，咬合障害，眼球運動障害な
どの自覚症状につき必ず問診し，顔貌変化が目立
たない場合でもこれら症状を認める場合は手術を
行うよう勧めている．

　手術ではチタンプレートを使用しており，若年
者では後日抜去することもあるが，高齢者の症例
で後日抜去した症例はなかった．近年は吸収性プ
レートを使用する施設も増えている．

【症例 1】　70 歳台，男性(図 6)
　チェーンソーで伐採した木の一部(上腕ほどの
太さ)が飛んできて顔面を直撃した．近医総合病
院へ救急搬送され，CT にて鼻骨・左頬骨・両側
上顎骨骨折および左眼窩内側壁骨折を指摘された
のち，翌日当センターへ紹介受診となった．左三

叉神経第 2 枝領域の知覚鈍麻を認めたが，複視の
訴えなく，眼球運動にも異常を認めなかった．以
上より眼窩内側壁の骨折に対しては整復を施行せ
ず，同日観血的上顎骨・頬骨整復固定術(歯齦部切
開および睫毛下切開)および非観血的鼻骨骨折整
復術を行った．術後 12 日目に退院し術後頬部の知
覚鈍麻は改善した．

【症例 2】　70 歳台，女性(図 7)
　バイク運転中に前方のトラックに追突し受傷．
当センターへ救急搬送された．CT にて右上顎
骨・頬骨・眼窩内側壁・鼻骨骨折を認めた．動脈
性の鼻出血ありガーゼ留置およびバルーンカテー
テル留置を要した．右の眼球破裂があり，同日右
強膜角膜縫合術が施行された．複視は認めなかっ
たが著しい咬合不良あり，受傷後 5 日目に頬骨・
上顎骨整復固定術，顎間固定，眼窩周囲骨片除去，
涙管形成術，鼻出血止血術，気管切開術を施行し
た．術後 9 日目より経口摂取開始し，術後 12 日で

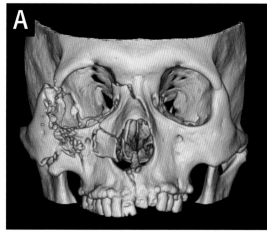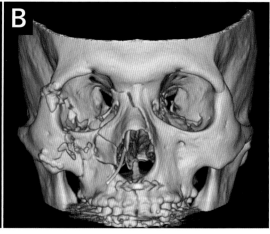

図 7. 鼻骨・右頬骨・右上顎骨・右眼窩内側壁骨折例(70 歳台, 女性)
A：術前 3D-CT. 右頬骨, 右上顎骨の骨折による変位や細かい骨片が把握しやすい
B：術後 3D-CT. 整復およびプレート固定により頬骨と上顎骨の変位が改善された

気管カニューレ抜去, 術後 22 日で自宅退院した.

3. 高齢者の眼窩骨折

当センターでは 65 歳以上の高齢者 56 例のうち 37 例(66.1%)で認められた.

問診は重要であり, 特に ① 三叉神経第 2 枝領域知覚異常, ② 咬合不全, ③ 第一眼位での複視, ④ その他の眼位での複視, ⑤ 眼球運動時の疼痛, 以上の症状の有無を必ず聴取する. 症状より眼窩骨折を疑った場合は通常の CT とともに眼窩に特化した CT を施行することでより診断がしやすくなる. その後, 通常の眼科検査以外にヘス赤緑試験(図 8)にて症状を他覚的に確認する. 他の症状として頭痛や嘔気・嘔吐を呈することが知られているが, 多くの場合, 外眼筋が骨折部に絞扼される(閉鎖型骨折)ことによって起こる症状であり, 進行することで阻血により外眼筋壊死に至るため緊急手術を要する. ただし, 高齢者では骨の弾力性が低いため開放型骨折が多く, 閉鎖型骨折は少ないといわれている[7]. 実際に今回の検討では高齢者 37 例全例で閉鎖型骨折による症状はなかった.

骨折部位としては多くは下壁または内側壁の骨折とされているが, 高齢者でも同様であった. 開放型骨折手術では ① 眼球運動制限の改善, ② 瘢痕拘縮による眼球運動制限の悪化予防, ③ 眼球運動時の疼痛改善, が主な目的となる. 受傷後 2 週間以上経過すると瘢痕・癒着が顕著となるため,

これらの手術目的を患者に丁寧に説明し早期の手術を行うことが勧められることは高齢者でも同様である. 手術は下壁骨折では睫毛下経皮切開, 内側壁骨折では眼窩内側経皮切開(Lynch 切開)とし, 全例経眼窩下縁法で病変にアプローチしている. 眼窩内組織をすべて眼窩内へ整復し, シリコンプレート(術後 3 ヶ月程度で抜去する)または吸収性骨接合剤を用いて再建する. これらすべての手技が眼形成眼窩外科にて行われる[8].

【症例 3】 80 歳台, 女性(図 8)

自宅の庭で転倒し左顔面を強打. 近隣総合病院へ救急搬送され緊急入院となった. 左の眼球運動障害および複視があり, CT にて左眼窩下壁骨折を指摘されたため受傷後 6 日に当センター紹介受診. 受傷後 14 日に眼窩下壁骨折整復術を施行した.

おわりに

高齢者の顔面骨骨折は様々な原因で起こり, 高齢者特有の受傷機転を認め, 骨折部位も 2 ヶ所以上となることもしばしば認める. しかしながら, 正確な診断と手術適応の判断に関しては, どの年齢層でも同様に重要である. また, 高齢化社会が進むにつれさらに患者背景が変化していくことが予想されるため, 顔面外傷にあたる各診療科すべての技術向上と連携の向上が引き続き必要といえるだろう.

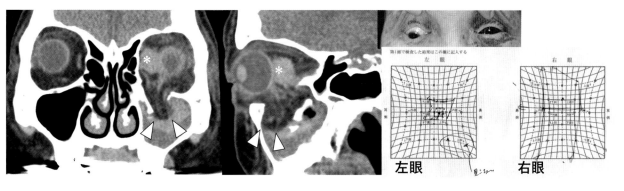
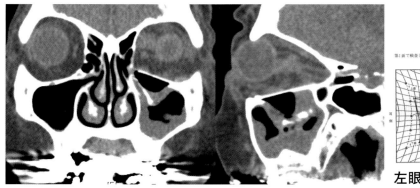
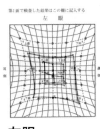
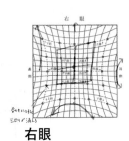

$\dfrac{A}{B}$

図 8. 左眼窩下壁開放型骨折例(80 歳台, 女性)

A：術前. 左眼窩内組織の上顎洞内の脱落(矢頭)および著明な左眼球運動制限を認める. 眼窩内の
血腫も認める(＊)

B：術後. 経眼窩下縁法で眼窩内組織を修復しシリコンプレートにて再建した. 術後の左眼球運動の
改善を認める

参考文献

1) 清水崇史, 赤嶺周亮, 田中隆太郎ほか：昭和大
学藤が丘病院における顔面骨骨折の骨折部位と
原因と年齢の統計的検討. 昭和学士会雑誌, 80
(1)：51-57, 2020.
Summary 顔面骨骨折 609 人の検討. 骨折部
位は鼻骨 219 件, 眼窩 179 件, 頬骨 150 件, 下
顎骨 66 件, 上顎骨 43 件だった. 各年齢層にお
ける受傷部位, 受傷原因につき統計的検討を
行っている.

2) 冨永雄介, 匠原 健, 吉武義泰ほか：顎顔面骨
折 147 症例の臨床的検討. 口腔顎顔面外傷, 16
(1)：25-31, 2017.

3) 小川武則, 鈴木直弘, 沖津卓二ほか：鼻骨骨折
の臨床統計及び画像診断. 耳鼻臨床, 95(1)：51-
61, 2002.

4) 及川敬太, 樋口栄作, 庄田英明ほか：当科にお
ける鼻骨骨折症例の検討. 市立釧路総合病院医
学雑誌, 9(1)：30-36, 1997.

5) 武永芙美子, 寶地信介, 高橋里沙ほか：眼窩吹
き抜け骨折 193 例の臨床統計. 耳鼻臨床, 108
(1)：25-31, 2015.

6) 坂田啓恵, 杉本圭佑, 藤本雄大ほか：当科にお
ける顎顔面骨折入院症例の検討. 磐田市立総合
病院誌, 21(1)：16-22, 2019.

7) 中村泰久：眼窩吹き抜け骨折へのアプローチ.
臨床眼科, 61(4)：477-482, 2007.
Summary 眼窩骨折において閉鎖型骨折では
外眼筋が絞扼され壊死に至ることで不可逆的な
眼球運動障害を起こすため, 時を置かずして緊
急手術を行わなければならない.

8) 上田幸典：眼外傷. 耳喉頭頸, 90(2)：152-157,
2018.
Summary 眼窩に及ぶ外傷は受傷後時間が経
過すると眼窩内の軟部組織が癒着し, スムーズ
な眼球運動が失われるため, 早期に治療開始す
べきである.

MB ENT, 260：56-61, 2021

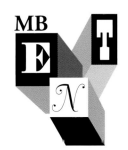

◆特集・高齢者の鼻疾患

高齢者の鼻副鼻腔腫瘍

三浦弘規*

Abstract 鼻副鼻腔は発生頻度が稀であるが多彩な腫瘍が発生する．新しい病理組織概念が次々と確立していることでも診断に苦慮することが多い．病理組織型によって取り扱い規約が数種類共存している領域である．診療ガイドラインでの治療の第一選択は手術であるが，経鼻内視鏡手術の進歩による術式の変化，あまり重要視されていなかった薬物療法，そして本邦においては粒子線治療，動注化学療法併用放射線治療はそれぞれに著しく進歩している．日常診療においては取り扱い規約と診療ガイドラインのみでは対応に苦慮することも多く経験される．さらに，近年の高齢化に伴う問題を含めて鼻副鼻腔腫瘍について悪性腫瘍を中心に述べる．

Key words 上顎洞(maxillary sinus)，鼻腔(nasal cavity)，篩骨洞(ethmoid sinus)，鼻副鼻腔(paranasal sinus)，高齢(older adult)

総 論

1．鼻副鼻腔悪性腫瘍

鼻・副鼻腔原発の悪性腫瘍は扁平上皮癌がもっとも多く，発生頻度は10万人あたり0.75人，全悪性腫瘍の0.1〜0.8%，頭頸部癌の3%程度である．亜部位別の発生頻度は上顎洞60%，鼻腔20%，篩骨洞15%，蝶形洞3%，前頭洞3%とされる．

発症リスクとして，たばこ，ニッケル，クロム，マスタードガス，イソプロパノールアルコール，ラジウム，木材伐採業など挙げられており，潜伏期間は約30年を有するとされる．副鼻腔炎の既往は15〜20%に認められるが関連性については疑問視されている．

重複癌は局所に15%，2次癌の40%は頭頸部領域，60%は鎖骨下に生じる[1]．

また，扁平上皮癌以外にも多彩な腫瘍が認められ，さらに新しい病理組織概念も次々と確立しており診断をより難しくしている．

2．高齢化

本邦の平均寿命は，2017年で，男性81.09年，女性87.26年，高齢化率は1994年には14%であったものが，現在では28.1%(65歳以上の人口が総人口に占める割合　2018年10月1日)と急激に増大している[2]．当院でも2005年初診患者の13%を占めた75歳以上の高齢者は2019年には31%を占めるに至っている．

3．取扱い規約，診療ガイドライン

本邦の取扱い規約[3](TNM分類)では上顎洞と鼻腔・篩骨洞が別々に扱われている．前頭洞，蝶形洞のTNM分類は存在しない．

NCCNにおいては[4]上顎洞と篩骨洞のみがそれぞれに扱われている．TNM分類による病期からその患者の生存率が推測される．診療ガイドラインにおいては[5]TNM分類を基に標準治療が推奨されている．

4．病理組織分類

NCCNガイドライン[4]では，①扁平上皮癌，②腺癌，③小唾液腺癌，④嗅神経芽細胞腫，⑤未

* Miura Kouki, 〒108-8329 東京都港区三田1-4-3　国際医療福祉大学三田病院頭頸部腫瘍センター・頭蓋底外科センター，教授

分化癌(sinonasal undifferentiated carcinoma：SNUC, small cell. or sinonasal neuroendocrine carcinoma：SNEC)，⑥ 粘膜悪性黒色腫，⑦ 肉腫，⑧ 悪性リンパ腫の8つに分類されている．当院の鼻腔・篩骨洞の一次例の経験では ① 扁平上皮癌27%，② 腺癌2%，③ 小唾液腺癌6%，④ 嗅神経芽細胞腫21%，⑤ 未分化癌5%，⑥ 粘膜悪性黒色腫10%，⑦ 肉腫9%，⑧ 悪性リンパ腫15%，他5%であった[6]．本邦では腺癌は少ない傾向にある．

⑥〜⑧ に関しては各々独立した取扱い規約(TNM 分類)が存在する．

好発年齢層は扁平上皮癌56〜65歳，嗅神経芽細胞腫40〜45歳，粘膜悪性黒色腫60〜70歳，未分化癌55〜58歳とされる[7]．

5．診 断
1）自覚症状
早期(T1,2)から出血のみられる症例以外は無症状，あるいは鼻閉のような重篤感のない症状のまま増大することが多く，頬部の腫大，眼症状，疼痛などの出現が契機となり受診される時にはすでに進行したT3,4となっている．当院では鼻出血で1ヶ月，鼻閉では6ヶ月以上の病悩期間での受診となっていた．

2）画像診断
MRIは炎症，貯留液との鑑別に有用である．さらに腫瘍性病変では頭蓋内(硬膜，脳実質)，後方翼口蓋窩と周囲骨，神経孔，眼窩内浸潤の評価に有用である．3D再構築CT画像は内視鏡下経鼻手術(ESS)の術前評価に必須といえる．FDG-PET検査は，全身スクリーニングとしての重複癌の検索にも威力を発揮する．

6．治 療
1）手術療法
NCCN[4]，本邦診療ガイドライン[5]ともに摘出術が標準治療の第一選択とされている．T1-2でマージンが確保された切除が行えた場合以外は，放射線治療を追加することが勧められている．

Unresectableと評価する基準は，安全領域の確保が困難(眼窩先端・蝶形洞・広範な脳・硬膜・海綿静脈洞への浸潤)，切除による大きな機能障害(両側眼球摘出など)，遠隔転移あり，などである．

頭皮冠状切開からの前頭開頭に顔面皮膚切開からの経鼻アプローチを併用する頭蓋顔面切除は治療成績を向上させた．腫瘍に切り込まずに一塊切除を目指す術式である．一方，近年のESSの進歩は内視鏡下経鼻前頭蓋底切除を可能にした．腫瘍の基部以外を十分な術野が得られるように減量し，切除断端が迅速病理検査で陰性となるまで分割切除を行う．最終的な完全切除が最重要という概念に基づいた術式である．鼻腔・篩骨洞の ① 扁平上皮癌，② 腺癌，③ 小唾液腺癌，④ 嗅神経芽細胞腫の中でも早期，あるいはslow glowingなタイプが適応となる．手術侵襲は格段に低下することから高齢者への手術適応の範囲が大きく広がった．

良性疾患の診断のもとに行われたポリープ摘出，ESS後に悪性腫瘍が確認されることは今でも多い．ESSによりさらに追加切除，症例によっては術中迅速病理検査を駆使して前頭蓋底切除まで行いマージン陰性を目指すことが可能となった．現在のESSの限界は，両側眼窩内側壁天蓋，蝶形洞前壁，前頭洞後壁と思われる．

2）放射線療法
晩期毒性を軽減させた強度変調放射線治療(IMRT)は劇的な治療成績の向上には至らなかった．放射線治療は初回根治治療としては推奨されていない．手術後のマージン陽性か近接あるいは高悪性度の病理診断であれば追加する．補助療法または手術適応がない場合に放射線治療を推奨するという姿勢である．

一方，本邦では独自の治療が発展してきた歴史を持つ．動注化学療法併用放射線治療と粒子線治療である．支配血管が限定され扁平上皮癌が多い上顎洞においては，当院含め動注化学療法併用放射線治療を初回根治治療とする施設も多く，動注技術の向上に伴い良好な成績の報告が続いている．

さらに，本邦では粒子線治療(陽子線，重粒子

線)を行える施設が多く存在する．ブラッグピークの性質を利用したピンポイント照射は，IMRT以上に腫瘍周辺臓器への線量を減らすことが可能とされる．陽子線はその線量集中性から眼球，視神経の保護に有効とされる．重粒子線においては線量集中に加え生物的効果比が2〜3倍と優れることから，従来放射線低感受性といわれていた腫瘍(上記②〜④，⑥，⑦)に対しての良好な治療効果の報告が続いている．ただし，広範な照射野となる上顎洞の扁平上皮癌においては，晩期毒性である骨壊死が重篤化しやすいなど課題も残っている．その適応には治療チーム全体でのカンファレンスで十分に検討することが肝要である．

重粒子の保険適用は(2018年4月〜)，切除非適応の鼻副鼻腔扁平上皮癌，切除非適応の頭頸部非扁平上皮癌および涙腺癌(無症状の肺転移を有する腺様嚢胞癌を含む)，切除非適応の頭頸部粘膜悪性黒色腫，そして(2016年4月〜)切除非適応の頭頸部骨軟部腫瘍となっている．

3）薬物療法

NCCN[4]では篩骨洞 T3,4a に対しての初回治療の選択肢としての3番目に導入化学療法が推奨度2Bで挙げられている．それ以外は初回治療後の補助療法として放射線治療に併用の形で提示されるが，上顎洞含めそのほとんどが推奨度は2Bである．一方で，⑤ 未分化癌と ④ 嗅神経芽細胞腫の高危険度に対しては，治療の一環として全身化学療法を取り入れることが推奨されている．⑦ 肉腫，⑧ 悪性リンパ腫とともに頭頸部外科医には使い慣れないレジメの全身化学療法となるため腫瘍内科医との連携が肝要である．

本邦の診療ガイドライン[5]では手術が中心となる集学的治療の中に組み込まれる可能性を提示されるのみにとどまっている．

各論：亜部位，病理組織別のポイント

1．上顎洞

年齢のピークは60〜65歳，95％は40歳以上で，男性が女性のほぼ2倍とされる．

病理組織学的には扁平上皮癌が80％を占める[1]．

2．鼻腔・篩骨洞
1）腺　癌

鼻副鼻腔の腺癌は intestinal-type adenocarcinoma, non-intestinal-type adenocarcinoma, そして他項に記載する小唾液腺癌，神経内分泌腫瘍(嗅神経芽細胞腫，未分化癌)，その他に亜分類される．

（1）Intestinal-type adenocarcinoma：材木業の職種は 70〜500 倍リスクが上がるとされ，本邦では扁平上皮癌のリスク因子でもある．靴の革職人，パン屋の小麦粉にも職業性の可能性が指摘されている．

好発年齢は 55〜60 歳，男性が 75〜90％ とされる．

4〜6のサブタイプにさらに亜分類される．Papillary type は3年生存82％で良好な予後であるが，他のタイプは 36〜54％ ほどで良好とはいえない[1]．

（2）Non-intestinal-type adenocarcinoma：環境，職業的誘因はないとされる．

Low grade type は，好発年齢55〜65歳，男：女＝1.1〜1.3：1，頸部，遠隔転移も稀であり手術のみで治療は完結可能とされる．

High grade type は，ピークが59歳，男：女＝4〜5：1，手術＋放射線が標準治療とされ，遠隔30％，3年生存20％ほどである[1]．

2）小唾液腺癌

当院では腺様嚢胞癌がおよそ半分を占めた．好発年齢45〜55歳，男：女＝1〜2.5：1とされ，3〜5％にリンパ節転移，30〜35％に遠隔転移が認められ10年生存40〜55％とされる[1]．

3）嗅神経芽細胞腫

一側性，嗅裂部のポリープでは常に嗅神経芽細胞腫の可能性を念頭におく必要がある．当院では嗅神経芽細胞腫として紹介された14％(4/29)に病理診断の訂正があった．挫滅のない可能な限り大きな組織採取を心がける．紹介を受けた場合には病理の再 review は必須である．Hyams の病理

表 1. modified Kadish 病期分類

Stage A	鼻腔に限局
Stage B	鼻腔・副鼻腔に限局
Stage C	鼻腔・副鼻腔外へ浸潤 （篩板・頭蓋底，眼窩）
Stage D	転移あり

（文献 9 より）

表 2. Dulguerov の T 分類

T1	鼻腔・副鼻腔（蝶形洞除く）に限局 篩骨天蓋まで距離あり
T2	蝶形洞・篩板に及ぶ
T3	篩板・紙様板超える
T4	硬膜以上の浸潤

（文献 10 より）

学的分類[8]によって，Grade Ⅰ/Ⅱを低悪性，Ⅲ/Ⅳを高悪性に評価する．低悪性80％，高悪性40％ほどの 5 年生存率である．Ⅰ〜ⅢとⅣに分けるとより予後に反映される．また，蝶形洞が主体の場合は，必ず病理診断医へ下垂体腺腫(aggressive pituitary adenoma)を鑑別すべく免疫染色のオーダー追加を忘れない．

modifed Kadish 病期分類[9]（表1）が広く治療前評価に用いられる．10 年生存率で A 80％，B 50％，C 40％，D 15％程である．ESS による前頭蓋底切除の良い適応となることが多く，Dulguerov の TNM 分類[10]（表2）は，篩板へ浸潤(T2)，硬膜外で前頭蓋内へ浸潤(T3)，硬膜以上（〜脳実質）の浸潤(T4)の視点が適応の決定に有用である．長期の経過観察を要し全体の 5 年・10 年生存率は，85〜60％・75〜45％ほどである．再発頻度は局所 20〜35％，リンパ節 10〜25％，遠隔 5〜20％ほどである[1]．

4）未分化癌

当院では 6 例中の 3 例で初診時扁平上皮癌，嗅神経芽細胞腫，肉腫の病理診断が最終的に未分化癌（小細胞癌）に修正されていた．ここでも病理の再 review は必須といえる．小細胞・SNEC は好発年齢 50〜55 歳，男：女＝1〜1.5：1，5 年生存率は 29％，35〜45％の局所再発，20〜45％のリンパ節転移，20〜75％の遠隔転移を認める[1]．

5）粘膜悪性黒色腫

悪性黒色腫の 25％が頭頸部に発症し，その中の 6〜8％が粘膜悪性黒色腫である．粘膜悪性黒色腫はおよそ75％が鼻副鼻腔に発症する．近年増加傾向がみられるが疫学的リスク要因は不明である．非常に進行性で予後は不良である．

局所再発 40〜85％，遠隔 30〜70％，頸部リンパ節 10〜30％であり，5 年生存は 20〜30％，転移再発後の平均生存 6 ヶ月と言われている[1]．

TNM 分類は皮膚悪性黒色腫とは異なっており，上皮，粘膜下に限局する腫瘍でも T3 として扱うため，STAGE はⅢ期以上しか存在しない．可能であれば手術，術後放射線治療が推奨されているが，本邦では重粒子線治療が保険適用となっており良好な成績の報告が続いている．抗がん薬の DAV（ダカルバジン，ニムスチン，ビンクリスチン）のレジメに代わり，分子標的薬，免疫チェックポイント阻害薬の新薬が続々保険収載されている．細胞障害性抗がん薬と比べ腎機能不良，高齢者などへ使いやすい点は有用である．

6）内反性乳頭腫

良性であり，好発年齢は 40〜70 歳，男性に多い．中甲介近く鼻腔外側が好発部位であり，従来は外鼻切開での内側上顎切除術（一塊切除）が行われていたが，現在では ESS の良い適応となった．3D 再構築 CT 画像での骨肥厚部の位置が基部とされ，手術アプローチの選択の根拠となる．

13％に悪性を併発するとされ，扁平上皮癌以外にも粘表皮癌，腺癌，紡錘細胞癌も併発しうる[1]．

高齢者への対応について

平均年齢からの平均余命は男 8 年，女 7 年ほどであるが，治療にあたっては暦年齢ではなく個々の患者の生理的年齢を考慮すべきとされている．

元気な高齢者も増えており，65 歳以上を一律に「高齢者」とみる一般的な傾向は，現実的なものではなくなりつつある．NCCN では 65〜75 歳，76〜85 歳，86 歳以上に分類することを勧めている．各種の意識調査では 75 歳以上を高齢者の新たな定義とすることも提案されている．

NCCN の高齢者腫瘍学のガイドライン（表3）[11]では，高齢者の治療意思決定において確認すべき項目が述べてある．改めて目を通すと，高齢者だけに特別に必要とされる項目とはいえず，若い年

表 3. 高齢者へのアプローチ

☑ 生命予後を考慮すると治療の対象となるのか
→YES ☑ 患者は意思決定ができるか
　　　☑ 提案される診断検査，治療を理解できるか
　　　☑ 悪性腫瘍に罹患している現状を認識できるか
　　　☑ 意思決定できる理性があるか
　　　☑ 治療中一貫して意思を伝えられるか
　　　→YES ☑ 治療の目標と限界を評価する
　　　　　　☑ 患者の考える治療の目標と限界が上記と一致する
　　　　　　　→YES リスク因子を評価する

（文献 11 より改変）

表 4. 高齢者へのアプローチ

包括的高齢者評価／介護過程
　機能評価
　認知・記憶評価
　社会的サポート・介護の負担評価
　精神状態評価　不安症・うつ症状
　栄養評価

（文献 11 より改変）

代も含めすべての患者に配慮すべき項目であることが再認識される．診療に向かう姿勢として見直しの良い機会となるので一読をお勧めする．これをクリアしたうえで包括的高齢者評価（表 4）を行う．ここで大事なことは，社会的サポート・介護の負担評価と思われる．65 歳以上の独居率が 2020 年には 22.4％と高率（当院の 80 歳以上の検討ではすでに 30％，老々介護も 30％を占めていた）となっており，治療サポートの面において障害となることを多く経験する．80 歳以上の 36％は非標準治療，36％は無治療あるいは治療拒否であったとの報告もある[12]．

　若い世代と同居の群と比較した当院の経験では，独居あるいは老々介護の群は resectable であっても非手術対応を選択する比率が高く，治療選択に大きく影響を与えていた．

　臨床現場で実際にサポートの構築に携わるのはメディカルソーシャルワーカーと思われる．介護保険認定まで約 1 ヶ月，身体障碍者手帳には 1〜3 ヶ月，難病申請には 3 ヶ月ほどを要する．生活保護受給者であれば，生活保護ケースワーカー，生活保護受給者でなければ，地域支援センターの介入が必要である．家族が看れず自宅での介護が困難な場合，退院後の施設候補として介護老人福祉施設，看護・介護が必要だが短期で済みそうであれば介護老人保健施設，長期療養の医療機関であれば介護療養型医療施設，住所によっては利用できる地域密着型サービスや有料介護つき老人ホームなど，患者に適した施設を探し環境を整え，治療前から退院後を見越した支援と見守りが必要となってくる．

　退院後のサポートまで見越したうえで初回治療にのぞめるように，チーム医療として適材適所に有能な人材の養成が我々に与えられた任務であると考える．

文　献

1) Som PM, Lawson W, Girish M, et al：Tumors and Tumor-Like Conditions of the Sinonasal Cavities. Som PM, Curtin HD, editor：253-410, Head and Neck Imaging 5th, Elsevier Mosby, St. Louis Country, 2011.
　Summary　画像診断の教科書ではあるが，解剖から病理組織別に疫学，予後まで簡潔に幅広く解説されている．

2) 内閣府：高齢社会白書. https://www8.cao.go.jp/kourei/whitepaper/w-2019/html/zenbun/index.html

3) 日本頭頸部癌学会（編）：頭頸部癌取扱い規約第 6 版：35-38. 金原出版，2019.

4) Ethmoid Sinus Tumors./Maxillary Sinus Tumors. NCCN Clinical Practice Guideline in Oncology, Version 2, 2020. http://www.nccn.org

5) 日本頭頸部癌会（編）：頭頸部癌診療ガイドライン 2018 年度版. 金原出版，2017.

6) 三浦弘規，鎌田信悦，多田雄一郎ほか：当院における鼻腔・篩骨洞悪性腫瘍の検討. 頭頸部癌，39(1)：21-26, 2013.

7) Barns L：Diseases of the nasal cavity, paranasal sinuses and nasopharynx, Barns L, editor：

343–422, Surgical pathology of the head and neck 3rd, Informa, New York, 2009.
Summary 頭頸部腫瘍の組織学の教科書である．部位別に生じる病理組織の臨床所見，疫学，治療法，予後までを詳細に解説されている．

8) Hyams VJ, Batsakis JG, Michaels L：Tumor of the upper respiratory Tract and ear. Atlas of tumor pathology. Armed Forces Institute of pathology：240–248, Washington, D, C,. 1988.

9) Foote RL, Morita A, Ebersold MJ, et al：Esthesioneuroblastoma：the role of adjuvant radiation therapy. Int J Radiat Oncol Biol Phys, 27：835–842, 1993.

10) Dulguerov P, Calcaterra T：Esthesioneuroblastoma：the UCLA experience 1970–1990. Laryngoscope, 102(8)：843–849, 1992.

11) Older Adult Oncology. NCCN Clinical Practice Guideline in Oncology, Version 2, 2020. http://www.nccn.org

12) Derks W, de Leeuw JR, Hordijk GJ, et al：Reasons for non-standard treatment in elderly patients with advanced head and neck cancer. Eur Arch Otorhinolaryngol, 262(1)：21–26, 2005.

MB ENT, 260：62-70, 2021

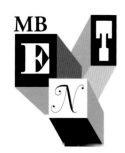

高齢者の鼻出血

熊埜御堂　浩[*1]　　岡野光博[*2]

Abstract　　高齢者人口の割合は年々上昇し続ける中で，鼻出血は日常診療で対応する機会の多いものであり，耳鼻咽喉科診療所でも来院した患者の状態，鼻出血の程度を把握し止血処置を行えるのか？　救急疾患として後方支援医療機関へ転送するのか？　来院時の状態での判断が重要になる．高齢者にみられる鼻出血は10年間に経験した症例からの検討でも多く(70%)は Kiesselbach 部位からの出血であった．また，再発する，遷延する鼻出血をきたし再来院することや，一定の期間を経て反復する鼻出血で受診することが診療所の特徴として挙げられる．当院での鼻出血診療の現状をまとめ，アメリカ耳鼻咽喉科・頭頸部外科学会(AAO-HNSF)から出された鼻出血診療ガイドライン，世界的に猛威を振るい収束しない新型コロナウイルス感染症(COVID-19)に対する日本耳鼻咽喉科学会からの新型コロナウイルス感染対応ガイド─各論─の中での鼻出血患者に対応する際のエアロゾル発生への注意点とともに報告する．

Key words　　高齢者(elderly)，鼻出血(epistaxis)，出血部位(bleeding site)，焼灼(cauterization)，鼻腔粘膜乾燥(dryness of nasal membrane)

はじめに

　総人口に占める65歳以上の高齢者人口の割合は1950年(4.9%)以降上昇が続き1985年に10%，2005年に20%を超え，2020年に28.7%となった．この傾向は今後も上昇を続け第2次ベビーブーム期(1971～1974年)に生まれた世代が65歳以上となる2040年には35.3%になると見込まれている[1]．このような人口動態の変化の中で高齢者における鼻出血を症状として来院する患者はプライマリ・ケア，救急医療，耳鼻咽喉科専門医としての対応，それぞれの立場で一般的に遭遇する機会の多いものと考えられる．高齢者における鼻出血について加齢による鼻腔機能の形態的変化，機能変化とともに鼻腔局所での出血原因と全身にかかわる病態や，常用している内服薬の種類などを考慮しながら診療にあたることは，ますます重要と思われる．

鼻腔に分布する血管

　鼻腔粘膜は内頸動脈系と外頸動脈系との両者から血流支配を受け外頸動脈系が90%を占める．内頸動脈由来の眼動脈の分枝として前・後篩骨動脈(anterior・posterior ethmoidal artery)があり，鼻中隔前方と後方，鼻腔後外側壁に分布している．外頸動脈の支配としては顔面動脈から分枝した上口唇動脈(superior labial artery)が鼻前庭に分布し，顎動脈から分枝した大口蓋動脈(greater palatine artery)が鼻中隔前方に，顎動脈-蝶口蓋

[*1] Kumanomido Hiroshi，〒107-8402　東京都港区赤坂4-1-26　国際医療福祉大学大学院医学研究科医学専攻臨床医学研究分野博士課程／〒164-0002　東京都中野区上高田2-1-3　HNB1階　熊埜御堂耳鼻咽喉科，院長
[*2] Okano Mitsuhiro，〒286-8520　千葉県成田市畑ケ田852　国際医療福祉大学成田病院耳鼻咽喉科・頭頸部外科／〒286-8686　千葉県成田市公津の杜4-3　国際医療福祉大学大学院医学研究科耳鼻咽喉科学，教授

動脈から分枝した中隔後鼻動脈(posterior septal artery)が鼻中隔後方に分布し外側後鼻動脈(posterior nasal artery)が下鼻甲介に分布している. Kiesselbach 部位は鼻中隔入口部の皮膚と粘膜の移行部の後方に相当し前篩骨動脈, 上口唇動脈, 大口蓋動脈からの分枝が吻合し複雑な血管網となり鼻中隔粘膜直下を蛇行するように血管が薄い鼻中隔粘膜と硬い鼻中隔軟骨との間で拡張が制限されるとともに可動性が乏しく, 外部からの刺激を受けやすいため容易に破綻し出血をきたす. 鼻腔上部からの出血は前篩骨動脈が関与し, 後方での出血では蝶口蓋動脈を由来とする静脈還流としての下鼻甲介外側壁後方から耳管咽頭口付近に拡がる Woodruff 静脈叢(naso-nasopharyngeal plexus)からの出血がみられる[2)3)].

加齢による鼻腔粘膜の形態的変化からみた鼻出血

加齢による鼻腔粘膜の組織学的変化として下鼻甲介を対象とした組織学的検討によると, 粘膜上皮層の高さは菲薄化し粘膜上皮内の基底細胞数は減少傾向を認め萎縮した粘膜上皮で覆われることが挙げられる. 粘膜固有層では線維化が進み膠原線維の増生がみられ, 線組織容積が小さくなり, 免疫系の年齢変化の一環による影響と考えられる集簇する浸潤小円形細胞数(リンパ球など)は減少し, 粘膜固有層内の小動脈は動脈内腔に対する内膜比率の増加と内膜肥厚が観察され細小動脈は狭小化するとしている[4)]. 鼻出血が起こるのは血管壁や鼻腔粘膜表面が物理的に破綻することによるため高齢者の鼻腔粘膜は形態的に出血しやすい状態にある.

加齢による鼻腔粘膜の機能的変化からみた鼻出血

鼻腔は吸気・呼気の気道としての通過経路であるとともに吸気を加温・加湿する機能がある. 加温に関しては, 鼻腔内の熱交換は鼻腔粘膜内血管の収縮または拡張により行われ, 外気温にかかわらず咽頭腔における温度はほぼ一定になる. 加湿に関しては, 鼻腔内で吸気温が上昇すると鼻腔粘膜の水分は吸気に移行し, 外気が鼻腔を通過した後の吸気は相対湿度75〜90%まで加湿される. 呼気では鼻腔を通過する間に冷却され, 呼気での温度低下は飽和水蒸気圧の低下を引き起こし呼気中の水蒸気は鼻腔粘膜中に凝集し, 次の吸気相で再利用される[5)]. 高齢者では呼気が通過する際に通常であれば鼻腔粘膜で再吸収される水分が吸収力の減少に伴い粘膜上で凝集し, 次の吸気でも湿度は高いまま凝集した水滴が貯留する. 加齢による粘膜組織変化によった線毛輸送機能の低下でも水滴の停滞が生じ, 一定量が蓄積すると外鼻孔から水様性鼻汁が垂れる. この病態を老人性鼻漏(old man's drip)としている[6)]. 一方, 高齢者の鼻症状として初診時の主訴を調査すると鼻内所見と主訴が一致しないものでは鼻腔粘膜が萎縮し鼻腔が拡大し, 鼻閉感の増加と鼻腔粘膜乾燥がみられ, 鼻腔粘液の粘稠化, 鼻腔粘膜の乾燥, 痂疲形成, 鼻閉感の増強をきたし, 慢性単純性鼻炎は一般的に鼻腔粘膜が慢性的に腫脹することが原因になるものの, 高齢者では鼻腔粘膜の乾燥が原因となり老人性鼻炎(geriatric rhinitis)として鼻内乾燥感とともに鼻根部痛, 鼻出血などの症状が持続するとしている[7)]. 老人性鼻漏, 老人性鼻炎ともに高齢者では罹患疾患, 病態が複雑なことから多種の処方薬の投薬があり, その病態, 症状出現に薬剤が起因する可能性がある. また, 外界からの刺激を防御する粘膜のバリア機能からみた下鼻甲介粘膜の水分蒸散量の検討では, 鼻腔粘膜水分蒸散量が年齢とともに増加する傾向が認められ, 鼻腔粘膜上皮のバリア機能が低下し, 水分蒸散が亢進するメカニズムがあるとしている[8)]. 高齢者の鼻出血にあてはめると鼻腔粘膜の乾燥, 痂疲付着が生じ物理的刺激で破綻することで鼻腔粘膜は機能的にも出血しやすい状態にある. これは, 冬期に耳鼻咽喉科診療所に鼻出血を主訴に初来院する例が多くなることに関連し, 室内の気密化により乾燥する傾向にあることも一因と考えられる.

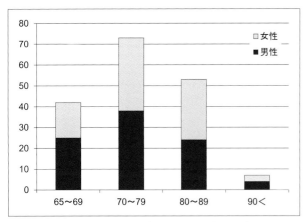

図 1. 65 歳以上の鼻出血症例：年齢分布

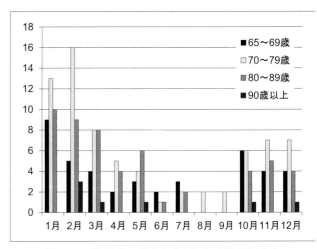

図 2. 65 歳以上の鼻出血症例：初来院月別分布

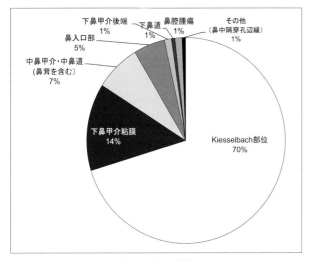

図 3. 出血部位

当院を受診した鼻出血症例の検討

当院を受診した鼻出血症例について，年齢，性別，出血部位，治療状況につき検討した．

1．年齢／性別

2011 年 1 月～2020 年 12 月までの 10 年間に鼻出血として受診した 65 歳以上の患者は 175 人であった．65～70 歳：42 人（24.0%），70 歳台：73 人（41.7%），80 歳台：53 人（30.3%），90 歳台：7 人（4.0%）となり，性差はみられなかった（図 1）．

2．季節別患者受診数

初来院の月別を検討すると，10 月から 2 月の外気の乾燥する秋から冬にかけての期間が多い（図2）．

3．出血部位

受診時には出血を認めなかったもの，活動性の出血のあるもの，他院での処置後，鼻茸を伴う慢性副鼻腔炎の治療経過中や鼻腔腫瘍組織生検後の鼻出血など受診契機は様々であったが，175 例のうち Kiesselbach 部位からの出血が 123 例（70%）と多く，高齢者では下鼻甲介粘膜から滲む出血や，中鼻甲介粘膜の乾燥性変化から出血をみる印象があり，冬期に受診する場合や，加齢変化によったものと考えられる（図 3）．

4．止血処置

鼻翼圧迫，吸収性止血用ゼラチンスポンジ（スポンゼル®）を用いることもあるが，明らかに出血点が判明し活動性の出血をみるときには高周波電気凝固装置（サージトロン®）を用い摂子様双極電極で凝固を行う．10 年間のうち 35 例に電気凝固を行った．その中では双極電極が下鼻道出血点に届かず止血を依頼したこともある（図 4）．

5．再発／遷延例・反復例

鼻出血を契機に受診する患者では，短い期間で再出血し再来院することや，経過中に鼻出血が遷延するとともに，一旦，治癒したと考えられ，少なくとも 1 年間以上の一定の期間を経て再来院する反復例がある．再発例として 1 ヶ月以内に再度の電気凝固を行ったものは 80 歳台で 2 例あり，遷延する鼻出血として止血処置を行いながら遺伝性出血性末梢血管拡張症（HHT：オスラー病）を疑い精査を行うも否定されたのちに鼻中隔弯曲矯正術で出血が安定した例がみられた．反復例では鼻腔局所の要因として鼻腔内乾燥（図 5），慢性副鼻

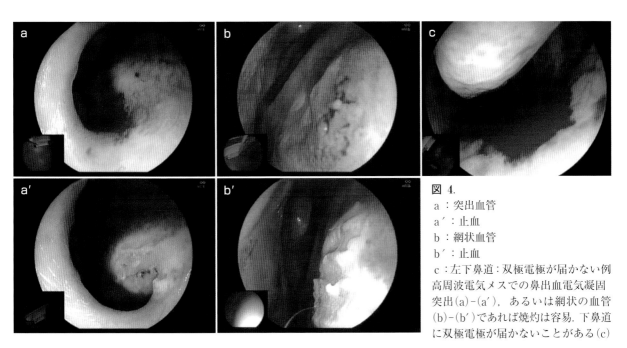

図 4.
a：突出血管
a′：止血
b：網状血管
b′：止血
c：左下鼻道：双極電極が届かない例
高周波電気メスでの鼻出血電気凝固
突出(a)-(a′)，あるいは網状の血管
(b)-(b′)であれば焼灼は容易．下鼻道
に双極電極が届かないことがある(c)

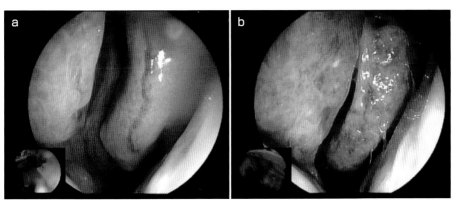

図 5．鼻出血反復例にみられる鼻粘膜乾燥
左中鼻甲介：a：怒張血管，b：3ヶ月後の分泌物付着

腔炎の手術歴，慢性副鼻腔炎の経過観察中に残存する鼻茸表面からの出血や急性増悪として嗅裂や中鼻道からの出血がみられた．全身性要因としてはアレルギー性鼻炎抗体陽性例，呼吸不全のため鼻腔カニューラ使用中，経過観察中に白血病や再生不良性貧血が判明した例，高血圧症，糖尿病，肝炎，サルコイドーシス治療中，中咽頭腫瘍や下咽頭腫瘍治療後の症例がみられ，内服する処方薬では，ワーファリンなどの抗凝固薬，抗血小板薬の使用例があった．

鼻出血の対応にかかわる留意点

高齢者における鼻出血は ① 鼻出血患者の 20～40％が高齢者である．② 高齢者の鼻出血患者は増えている．③ 出血部位は Kiesselbach 部位からの頻度が減り，他の部位(特に鼻腔後部)からのものが増える．④ 中年以下と比較し出血を繰り返すことが多く再来院する回数も多い．⑤ 入院を要するものが多い．基礎疾患として高血圧，心疾患，肝疾患，糖尿病，脳循環障害を併せ持っているものが多い．ことが特徴としている[9]．

1990 年代初めの報告では鼻出血患者全体のうち 13.1％が 65 歳以上の高齢者であり，出血部位では全年齢では Kiesselbach 部位 66.7％，下鼻甲介後端 6.9％，嗅裂 0.7％であったが，65 歳以上の高齢者では Kiesselbach 部位 42.9％，下鼻甲介

後端 12.7％，下鼻道側壁 12.7％，嗅裂 4.8％と Kiesselbach 部位以外の部位からの出血が増加する傾向があるとしている[10]．医療機関に訪れる患者は鼻出血の症状を持ちながら自分で行える鼻出血に対しての処置を行って止血に至らず受診する．受診時には，滲む程度の出血や鼻を拭ってわずかに出血がみられることを主訴に来院するものから，短時間で大量の出血をきたし不安感も持ちながら自ら受診する．あるいは，救急搬送されるなど受診動機は多種多様である．医療従事者としては鼻出血に対し適切な対応を行うためには，一定の手順を，あらかじめ定めておく必要があるものと考える．このため参考となる指標として対応への「Do & Don't」—すべきこと，してはならないこと—として，以下が挙げられている[11]．

DO：① 緊急を要するケースか，どうかを判断するため全身状態を把握する．② 出血側，出血部位を確認する．③ 局所止血処置と全身的な薬物療法を行う．④ 止血した上で，原因の検索をする．

Don't：① 来院時に止血しているのでそのまま帰宅させる．② 大量の出血に，医師自身が慌てる．③ 安易に血管の結紮をする．④ 必要以上の輸血，補液や強心剤，止血剤を使用する．

また，2020 年には日本とは医療情勢が異なるものの，アメリカ耳鼻咽喉科・頭頸部外科学会（AAO-HNSF）から鼻出血に対する臨床診療ガイドラインが発表された[12]．このガイドラインは鼻出血に関するエビデンスに基づく集学的指針で自己治療ができず医学的助言や処置が必要な重症の鼻出血に対する医学的対応を統一し，明確で実施可能な勧奨を提示することにより診療格差を低減し臨床の質を向上させることを目的とし 14 項目の Key Action Statements（KAS）を推奨事項のエグゼクティブサマリーとともに挙げ，21 項目の鼻出血に対する進行中・将来的に研究で明らかにすべきリストを掲載している．以下，Key Action Statements（KAS）である（図 6）．

KAS 1：鼻出血の初診時に迅速な管理が必要であるかどうかを見分ける．

KAS 2：迅速な管理が必要な活動性出血では，まず鼻翼を持続して 5 分以上圧迫する．

KAS 3A：鼻翼圧迫を行っても出血が持続し，出血部位の特定が不可能な場合は進行中の活動性出血に対して鼻腔パッキングを試みる．KAS 3B．その際，出血性疾患の疑い例や抗凝固薬／抗血小板薬の使用例など出血リスク増大が疑われる患者に対しては，吸収性パッキング材を使用する．

KAS 4：鼻腔パッキングを行う患者に対しては，パッキング材の種類，パッキング除去のタイミングおよびプラン（非吸収性素材の場合），処置後のケア，迅速な再評価を必要とする兆候や症状について教育する．

KAS 5：鼻出血があるすべての患者で，出血性疾患の既往や家族歴，抗凝固薬／抗血小板薬の使用，点鼻液の使用などを含めた出血頻度や重症度を高める危険因子を記録する．

KAS 6：出血部位を特定するため，血塊があれば除去し前鼻鏡検査を行う．

KAS 7A：あらかじめのパッキングや焼灼を行ったにもかかわらず再発する鼻出血，再発性の片側性鼻出血患者には内視鏡検査を行うか，内視鏡検査を行える医師を紹介し出血部位の特定とさらなる管理をする．KAS 7B：（オプションとして）コントロール困難な鼻出血患者や鼻出血に関与する要因が明らかでないときも内視鏡検査を行うか，内視鏡検査を行える医師を紹介し鼻腔・上咽頭を精査する．

KAS 8：出血部位が特定された患者に適切な介入で治療を行う—これには局所血管収縮薬の投与，鼻腔粘膜焼灼，保湿剤や潤滑剤の使用がある—．

KAS 9：鼻腔粘膜焼灼は出血部位へ麻酔を行い，活動性出血部位または活動性出血が疑われる部位のみに限定する．

KAS 10：パッキングや鼻腔粘膜焼灼を施行しても出血が持続・再発する患者には，動脈結紮または血管内塞栓術の適応評価を行うか，評価を行える医療者を紹介する．

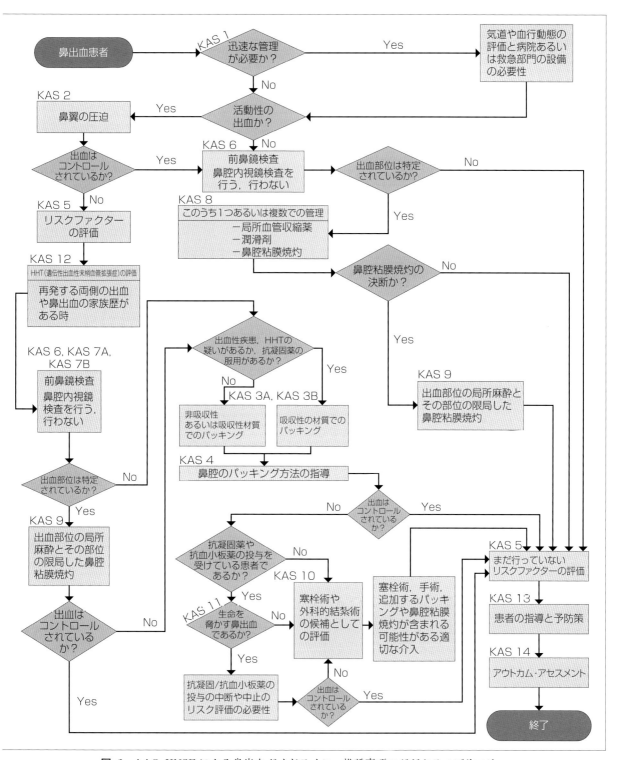

図 6. AAO-HNSF による鼻出血ガイドライン　推奨事項エグゼクティブサマリー
（文献 12 より）

KAS 11：生命を脅かす出血でない場合には，
輸血や抗凝固薬の中断．抗凝固薬／抗血小板薬の
投与を受けている患者について，これらの中止を

検討する前に鼻出血の止血治療を優先する．

KAS 12：遺伝性出血性末梢血管拡張症（HHT：
オスラー病）を診断するために，再発する両側性

鼻出血の既往や遺伝性出血性末梢血管拡張症と診断されている再発する鼻出血の家族歴のある患者では，鼻内での末梢血管拡張／口腔粘膜での末梢血管拡張が存在するか評価を行うか，評価できる専門医へ紹介する．

KAS 13：患者・介護者へ鼻出血の予防策，ホームトリートメントの方法や追加する治療の適応についての教育を行う．

KAS 14：アウトカム・アセスメントとして30日以内に介入の結果を記録するか，非吸収パッキング，手術，動脈結紮／塞栓術で鼻出血を治療した患者のケアを移行するための記録をしておく．

新型コロナウイルス感染症（COVID-19）：with コロナ時代での鼻出血対応

2019 年に発生した新型コロナウイルス感染症（COVID-19）は SARS コロナウイルス 2（SARS-CoV-2）がヒトに感染し発症する気道感染症で，多くの場合は無症状，または感冒症状のみで自然治癒するが重症例では急性呼吸窮迫症候群（ARDS）や敗血症，多臓器不全を伴う．国内においては 2020 年時点で感染症法に基づき指定感染症（二類感染症相当）に指定されており，2020 年 12月 17 日に開催された厚生科学審議会感染症部会において 2021 年 1 月 31 日に期限をむかえる指定を 1 年間延長することを提案し了承された．発生元は 2019 年 12 月に中華人民共和国湖北省武漢市で初めて検出されたことから武漢市より世界各地に感染拡大したと考えられ，国内では 2020 年 1 月15 日に武漢市に渡航歴のある肺炎患者から初めて検出され，2 月 1 日 "ダイヤモンド・プリンセス" クルーズ船内での集団感染が報告され，一気に国民の注意を引くことになった．現時点（2020年 12 月末）で，東京都を中心として感染者数の報告は日を追うごとに増加しており，イギリスからの帰国者から，より感染力が強いとされる変異株 Variant of Concern（VOC）- 202012/01 陽性例が確認されるなど日々，新たな情報が報道され収束する傾向にはない[13]~[15]．主たる感染経路は飛沫感染と接触感染であり，換気の悪い環境下では飛沫により感染する可能性があること，飛沫によって汚染された環境表面から接触感染の可能性がある．潜伏期・感染可能期間では潜伏期は 1~14 日間でウイルス曝露から 5 日程度で発症することが多いものの発症前から感染性があり，感染可能期間は発症 2 日前から発症後 7~10 日程度と，発症前から感染可能期間があることから感染予防を困難にしている原因と考えられている．このため十分な換気，マスクの着用，密を避ける，手洗いの施行などが重要である．濃厚接触者の定義は，「患者（確定例）」の感染可能期間に接触したもののうち，1）患者（確定例）と同居あるいは長時間の接触（車内，航空機内等を含む）があった者，2）適切な感染防護なしに患者（確定例）を診察，看護もしくは介護していた者，3）患者（確定例）の気道分泌液もしくは体液等の汚染物質に直接触れた可能性の高い者，4）その他：手で触れることのできる距離（目安として 1 m）で，必要な感染予防策なしで「患者（確定例）」との 15 分以上の接触があった者としている[16]．また，感染経路として明確な定義がされていないエアロゾル感染があり，医療機関でエアロゾルを発生する医療処置（aerosol generating procedures：AGPs）がされた際は，感染に関与する可能性があり，"エアロゾルを介した感染リスク" の理解と院内感染予防への対策が様々に行われている[17][18]．日本耳鼻咽喉科学会は新型コロナウイルス感染症（COVID-19）感染者の体内でもっともウイルス量が多い部位が鼻腔，上咽頭であることから耳鼻咽喉科の検査・処置における新型コロナウイルス感染対応ガイド—総論—をはじめ，耳鼻咽喉科の処置・検査における新型コロナウイルス感染対応ガイド—各論—では，Ⅱ．鼻科領域の診療と処置・検査として，鼻腔診察では患者の正面かつ至近距離に近づくため飛沫や接触感染の危険性が高くなり鼻科領域の診察や検査，処置を行う医療従事者は，常に十分な防護策で感染リスクを最小限に押さえる必要がある，としている[19][20]．特に，1．処置 2）新型コロナウイルス

感染の可能性は低いと判断された患者への対応（3）鼻出血への対応として鼻出血の止血に関して記述し，大量の飛沫・エアロゾルを発生し感染リスクが非常に高いことから可能な限り短時間で終了させる必要のあること，鼻出血止血法（ガーゼタンポンまたはバルーンによるもの）あるいは，鼻腔粘膜焼灼術を要する止血困難な鼻出血では，新型コロナウイルス感染が否定できない場合にはfull PPE を装着して実施することを推奨し，診察室の環境および医療機器，止血剤使用の具体的な対応として ① 鼻出血止血処置を検討する前に，まずは鼻翼の自己圧迫，降圧を徹底し，鼻内の操作を行わない止血を試みる．② 鼻出血の処置中には患者が頻回に血液を喀出する，嘔吐するなど診療環境が広範に汚染される可能性が非常に高いため，厳密な感染予防が必要である．患者にはサージカルマスクを着用させ，喀出する血液が周囲に飛散しないように留意する．③ 前鼻鏡による観察は術者の顔面が鼻腔に接近しエアロゾルや血液への曝露のリスクが高いので，初めから内視鏡を使用し，患者の正面から離れた状態で観察，処置を行うことを推奨する．④ 鼻粘膜の刺激により咳，くしゃみが誘発されることをできるだけ防止する目的で，処置前に局所麻酔薬を浸した綿花で十分に麻酔する．⑤ バイポーラによる凝固はエアロゾル発生のリスクが否定できないので，他の方法，例えば化学剤による焼灼やパッキング材によるタンポン止血を最初に検討する．しかし，処置を短時間で終了させて汚染を最小限にするという観点からは，明らかな出血点に対するバイポーラによる凝固止血は選択肢になる．としている[20]．以上のことから，with コロナ時代での鼻出血への対応は，高齢者のみならず感染防止のためガイドラインなどを参考にすべき状況に変わらない．

文　献

1) 総務庁報道資料 統計トピックス No. 126：統計からみた我が国の高齢者―「敬老の日」にちなんで―，2020. https://www.stat.go.jp/data/topics/pdf/topics126.pdf
   Summary 統計からみた 65 歳以上の高齢者人口と高齢者の就労について最新の情報を掲載している．

2) 池田勝久：鼻出血の病態生理．JOHNS, 21：963-964, 2005.

3) 田中秀隆，市村恵一：耳鼻咽喉科領域の出血―鼻出血を中心に―．加我君孝，伊藤壽一（監）：1-8，目で見る救急処置マニュアル―耳鼻咽喉科領域編 12　耳鼻咽喉科領域の出血―鼻出血を中心に―．国際医学出版，2002.

4) 野中　聡：高齢者と鼻粘膜乾燥感．MB ENT, 7：4-10, 2001.

5) 竹野幸夫，久保田和法：器官別機能と老化による病態　鼻腔機能．JOHNS, 28：1300-1305, 2012.

6) 市村恵一：老人性疾患の予防と対策　老人性鼻漏．JOHNS, 28：1352-1356, 2012.

7) 野中　聡：高齢者の鼻腔粘膜乾燥の病態とその対応．日耳鼻会報，104：832-835, 2001.

8) 三輪正人，中島規幸，三輪真由美：加齢による変化とそのアンチエイジング　鼻腔生理．JOHNS, 23：1554-1556, 2012.

9) 長舩宏隆：高齢者の鼻出血．MB ENT, 7：16-23, 2001.

10) 石井正則，鶴岡美果，実吉健策ほか：鼻出血の臨床検討―とくに高齢者の鼻出血について―．耳展，35：41-51, 1992.

11) 宮崎為夫：鼻出血．Modern Physician（編）：48，これだけは知っておきたいDo & Don't―すべきこと，してはならないこと　．新興医学出版社，1989.

12) Tunkel DE, Anne S, Payne SC, et al：Clinical practice guideline：nosebleed（epistaxis）. Otolaryngol Head Neck Surg, 162：S1-S38, 2020.
   Summary アメリカ耳鼻咽喉科・頭頸部外科学会による鼻出血の診療ガイドライン．

13) 新型コロナウイルス-感染症-Wikipedia-. https://ja.wikipedia.org/wiki/%E6%96%B0%E5%9E%8B%E3%82%B3%E3%83%AD%E3%83%8A%E3%82%A6%E3%82%A4%E3%83%AB%E3%82%B9%E6%84%9F%E6%9F%93%E7%97%87_(2019%E5%B9%B4)

14) 小川　郁：歴史に見る pandemics や epidemics―その 3―．JOHNS, 37：93-96, 2021.

15) 国立感染症研究所：感染性の増加が懸念される

SARS-CoV-2 新規変異株について（第 3 報）. https://www.niid.go.jp/niid/images/epi/corona/covid19-29-201228.pdf

16) 厚生労働省：新型コロナウイルス感染症COVID-19 診療の手引き 第 4.1 版 1-53 2020. https://www.mhlw.go.jp/content/000712473.pdf
Summary 厚生労働省による新型コロナウイルス感染症 COVID-19 への対応の最新情報を掲載している.

17) 齋藤康一郎：耳鼻咽喉科内視鏡検査における感染予防. 日耳鼻会報, **123**：1264-1268, 2020.

18) 木村百合香：新型コロナウイルス感染症―エアロゾルを介した感染リスクとその対策―. 日気食，専門医通信, **61**：26-29, 2020.

19) 日本耳鼻咽喉科学会：耳鼻咽喉科の検査・処置における新型コロナウイルス感染対応ガイド―（2020 年 5 月 15 日版）総論―. https://www.orlsj.jp/WebMemberSys/file/mpt2020051501.pdf

20) 日本耳鼻咽喉科学会：耳鼻咽喉科の処置・検査における新型コロナウイルス感染対応ガイド―（2020 年 5 月 25 日版）各論―. https://www.orlsj.jp/WebMemberSys/file/mpt2020052501.pdf

Monthly Book
ENT○NI
エントーニ

編集主幹
小林　俊光（仙塩利府病院耳科手術センター長）
曾根三千彦（名古屋大学教授）

通常号定価 2,750 円（本体 2,500 円＋税）

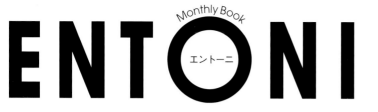

"みみ・はな" 私の day & short stay surgery
―適応と限界―

No. 235（2019 年 8 月号）
編集企画／岩井　大（関西医科大学教授）

難度の高い day & short stay surgery を外来でどこまでできるのか、
術前・術前診断、手術適応、手技・工夫など「総論」と「各論」に分けまとめられた 1 冊 !!

耳鼻科 day & short stay surgery（DSSS）を考える
Ⅰ．中耳手術
【総論】day & short stay—中耳手術の適応と手術法、麻酔法、
　　　周術期管理
・開業医の立場から
・勤務医の立場から
【各論】day & short stay—中耳手術の実際
・開業医の真珠腫性中耳炎手術
・開業医の鼓膜形成術・アブミ骨手術
・入院期間短縮を目指した経外耳道的内視鏡下耳科手術

Ⅱ．鼻科手術
【総論】day & short stay—鼻耳手術の適応と手術法、麻酔法、
　　　周術期管理
・日帰り・短期滞在手術のマネージメント
・勤務医の立場から
【各論】day & short stay—鼻耳手術の実際
・短期滞在（day & short stay）での内視鏡下
　鼻副鼻腔手術の実際—開業医の立場から
・開業医の鼻腔形態手術・後鼻神経切断術
・入院期間短縮を目指した鼻科手術

私の新しい耳鼻咽喉科診療スタンダード
―10〜20年前とどう変わったか―

No. 245（2020 年 5 月号）
編集企画／本間　明宏（北海道大学教授）

この 20 年間で大きく進歩した
疾患・診断・治療を解説

●インフォームド・コンセントに関するあり方の変遷
●遺伝性難聴の診断と進歩
●耳鳴の診断と治療の進歩
●内視鏡耳科手術の進歩
●前庭疾患の診断の進歩
●鼻内視鏡手術の進歩
●睡眠時無呼吸障害の診断と治療の進歩
●痙攣性発声障害の診断と治療の進歩
●HPV 関連中咽頭癌の診断と治療について
●早期咽喉頭癌の診断と経口的切除術の進歩
●IgG 関連疾患の診断と治療の進歩

耳鼻咽喉科診療の新しいテクノロジー

No. 247（2020 年 7 月号）
編集企画／池園　哲郎（埼玉医科大学教授）

最新の技術を様々な切り口から
わかりやすく紹介

●ビデオヘッドインパルス検査（vHIT）
●人工中耳 VSB（Vibrant Soundbridge®）
●術中持続神経モニタリング
●鼓膜再生療法
●甲状軟骨固定用器具　チタンブリッジ®
●喉頭の 3 次元イメージング　超高精細 CT
●内視鏡下甲状腺手術：video-assosted neck surgery（VANS 法）
●de Vinci 手術支援ロボットによる経口腔支援手術
　transoral robotic surgery（TORS）
●移動型 CT および MRI 支援手術
●改良型サクションキュレットと改良型笹木-
　ヤンゼン-ミドルトン鉗子

 全日本病院出版会　〒113-0033　東京都文京区本郷 3-16-4　Tel：03-5689-5989
www.zenniti.com　　　　　　　　　　　　　　　　　　　Fax：03-5689-8030

FAX による注文・住所変更届け

改定：2015 年 1 月

毎度ご購読いただきましてありがとうございます．

読者の皆様方に小社の本をより確実にお届けさせていただくために，FAX でのご注文・住所変更届けを受けつけております．この機会に是非ご利用ください．

◇ご利用方法

FAX 専用注文書・住所変更届けは，そのまま切り離して FAX 用紙としてご利用ください．また，注文の場合手続き終了後，ご購入商品と郵便振替用紙を同封してお送りいたします．**代金が 5,000 円をこえる場合，代金引換便とさせて頂きます**．その他，申し込み・変更届けの方法は電話，郵便はがきも同様です．

◇代金引換について

本の代金が 5,000 円をこえる場合，代金引換とさせて頂きます．配達員が商品をお届けした際に，現金またはクレジットカード・デビットカードにて代金を配達員にお支払い下さい(本の代金＋消費税＋送料)．(※年間定期購読と同時に 5,000 円をこえるご注文を頂いた場合は代金引換とはなりません．郵便振替用紙を同封して発送いたします．代金後払いという形になります．送料は定期購読を含むご注文の場合は頂きません)

◇年間定期購読のお申し込みについて

年間定期購読は，1 年分を前金で頂いておりますため，代金引換とはなりません．郵便振替用紙を本と同封または別送いたします．送料無料，また何月号からでもお申込み頂けます．

毎年末，次年度定期購読のご案内をお送りいたしますので，定期購読更新のお手間が非常に少なく済みます．

◇住所変更届けについて

年間購読をお申し込みされております方は，その期間中お届け先が変更します際，必ずご連絡下さいますようよろしくお願い致します．

◇取消，変更について

取消，変更につきましては，お早めに FAX，お電話でお知らせ下さい．

返品は，原則として受けつけておりませんが，返品の場合の郵送料はお客様負担とさせていただきます．その際は必ず小社へご連絡ください．

◇ご送本について

ご送本につきましては，ご注文がありましてから約 1 週間前後とみていただきたいと思います．お急ぎの方は，ご注文の際にその旨をご記入ください．至急送らせていただきます．2～3 日でお手元に届くように手配いたします．

◇個人情報の利用目的

お客様から収集させていただいた個人情報，ご注文情報は本サービスを提供する目的(本の発送，ご注文内容の確認，問い合わせに対しての回答等)以外には利用することはございません．

その他，ご不明な点は小社までご連絡ください．

株式会社 全日本病院出版会　〒 113-0033 東京都文京区本郷 3-16-4-7F
電話 03(5689)5989　FAX03(5689)8030　郵便振替口座 00160-9-58753

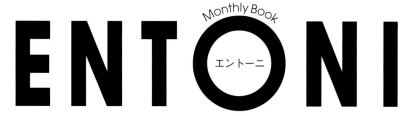

FAX 専用注文書

「Monthly Book ENTONI」誌のご注文の際は，この FAX 専用注文書もご利用頂けます．また電話でのお申し込みも受け付けております．毎月確実に入手したい方には年間購読申し込みをお勧めいたします．また各号1冊からの注文もできますので，お気軽にお問い合わせください．

バックナンバー合計
5,000 円以上のご注文
は代金引換発送

―お問い合わせ先―
㈱全日本病院出版会 営業部
電話 03(5689)5989　　FAX 03(5689)8030

□年間定期購読申し込み　No.　　　から

□バックナンバー申し込み

No.	-	冊	No.	-	冊	No.	-	冊	No.	-	冊
No.	-	冊	No.	-	冊	No.	-	冊	No.	-	冊
No.	-	冊	No.	-	冊	No.	-	冊	No.	-	冊
No.	-	冊	No.	-	冊	No.	-	冊	No.	-	冊

□他誌ご注文

	冊		冊

お名前	フリガナ　　　　　　　　　　　　　　　　　印	診療科
ご送付先	〒　　-　　　　　　　　　　　　□自宅　□お勤め先	

電話番号	□自宅 □お勤め先

FAX 03-5689-8030 全日本病院出版会行

年　　月　　日

住 所 変 更 届 け

お 名 前	フリガナ	
お客様番号		毎回お送りしています封筒のお名前の右上に印字されております8ケタの番号をご記入下さい。
新お届け先	〒　　　　　　都 道 　　　　　　　府 県	
新電話番号	（　　　　　　）	
変更日付	年　　月　　日より	月号より
旧お届け先	〒	

※ 年間購読を注文されております雑誌・書籍名に✓を付けて下さい。

☐ Monthly Book Orthopaedics（月刊誌）

☐ Monthly Book Derma.（月刊誌）

☐ 整形外科最小侵襲手術ジャーナル（季刊誌）

☐ Monthly Book Medical Rehabilitation（月刊誌）

☐ Monthly Book ENTONI（月刊誌）

☐ PEPARS（月刊誌）

☐ Monthly Book OCULISTA（月刊誌）

FAX 03-5689-8030

全日本病院出版会行

Monthly Book ENTONI バックナンバー

通常号⇒ 2,500 円＋税
※No.213 以前発行のバックナンバー,
　各目次等の詳しい内容は HP
　（www.zenniti.com）をご覧下さい.

編集顧問：本庄　　巖	京都大学名誉教授	
編集主幹：小林　俊光	仙塩利府病院 耳科手術センター長	No.260　編集企画：
曾根 三千彦	名古屋大学教授	岡野光博　国際医療福祉大学教授
香取　幸夫	東北大学教授	

Monthly Book ENTONI　No.260

2021 年 7 月 15 日発行（毎月 1 回 15 日発行）
定価は表紙に表示してあります.
Printed in Japan

発行者　　末 定 広 光
発行所　　株式会社　全日本病院出版会
〒 113-0033 東京都文京区本郷 3 丁目 16 番 4 号 7 階
電話（03）5689-5989　Fax（03）5689-8030
郵便振替口座 00160-9-58753

印刷・製本　三報社印刷株式会社　　電話（03）3637-0005
広告取扱店　㈱日本医学広告社　　　電話（03）5226-2791